妇幼保健医师丛书

儿童五官保健与疾病防治

主　编　金　曦

编　委　吴　夕　　张亚梅

　　　　张玉敏　　朱　红

U0218754

中国协和医科大学出版社

图书在版编目（CIP）数据

儿童五官保健与疾病防治／金曦主编. —北京：中国协和医科大学出版社，2013.12
（妇幼保健医师丛书）
ISBN 978-7-81136-997-7

Ⅰ.①儿…　Ⅱ.①金…　Ⅲ.①少年儿童-五官科学-保健②五官科学-小儿疾病-防治　Ⅳ.①R76

中国版本图书馆 CIP 数据核字（2013）第 263548 号

妇幼保健医师丛书
——儿童五官保健与疾病防治

主　　编：金　曦
策划编辑：田　奇
责任编辑：田　奇

出版发行　中国协和医科大学出版社
（北京东单三条九号　邮编 100730　电话 65260378）
网　　址：www.pumcp.com
经　　销：新华书店总店北京发行所
印　　刷：北京佳艺恒彩印刷有限公司

开　本：850×1168　1/32 开
印　张：5
字　数：80 千字
版　次：2013 年 12 月第 1 版　　2016 年 11 月第 4 次印刷
定　价：16.00 元

ISBN 978-7-81136-997-7

丛书前言

近些年来，人群和社区服务的观点已成为医学模式转变过程中最关键的转变，这是不断满足人民群众日益增长的健康需求和更快更好地发展卫生事业的必然要求。妇幼卫生作为一门新兴的群体医学，具有不同于临床医疗、也不同于一般疾病预防的独特的学科特点，因而在增进人群健康和促进城乡社区卫生服务中有着不可替代的明显优势，它通过研究妇女儿童正常生理变化的规律及影响因素，采取技术策略和政策措施进行干预，并对干预效果进行评估与改进，达到提高妇女儿童整体健康水平的目的。其内容不仅涉及医学，也涉及社会科学的相关领域。妇幼卫生学科体系的建立和日臻完善，对于弥合近代预防医学和临床医学的裂痕，具有突破性的重大意义和深远影响。我们从事妇幼卫生管理和业务技术工作的同志，都应把学习放在突出位置，务必深刻认识我们立足和服务的这个领域，准确把握新时期妇幼卫生工作方针所赋予的工作内涵和重大任务，为建设学习型、创新型的妇幼卫生专业队伍和发展妇幼卫生事业共同做出不懈的努力。

经过多年建设，我国妇幼卫生服务机构和专业队伍已经初具规模。国家和各省（区、市）通过项目培训、专业教育和继续教育等多种途径，积极促进妇幼卫生队伍整体素质的提高。但由于基础条件等多种因素的限制，妇幼卫生队伍的知识结构和专业技能还不能适应广大妇女儿童的卫生保健需求，这在城乡基层尤其是边远贫困地区的基层表现得更为突出。广大妇幼卫生工作者在提高自身业务素质的各种努力中，迫切需要具有科学性、实用性和指导性的专业参考书籍，供他们学习使用。《妇幼保健医师丛书》的付梓问世，应当说是对这种学习愿望和迫切需要的一种满足。我相信，这套丛书一定会有助于广大妇幼卫生工作者丰富专业知识、提高基本技能，对于改善城乡基层妇幼卫生队伍的知识结构，增强服务能力，发挥应有的重要作用。

《妇幼保健医师丛书》是由中国疾病预防控制中心妇幼保健中心具体组织，国内相关专家共同参与编写的。这套丛书面向基层妇幼卫生队伍，汇集了诸多专家的智慧，也渗透了多年来开展妇幼卫生培训教育的经验与得失。因此，这套丛书的内容涉及了基层妇幼卫生工作的各主要领域，既有基本理论的简明介绍，也有基本技能和实际操作的具体指导，其科学性、针对性和实用性都很强，而且通俗易懂，便于学习，我希望各地妇幼卫生工作者能够充分利用这套丛书提高专业水平和为基层服务的能力，也希望这套丛书能够成为各地开展培训的参考教材。同时借此机会，对编著出版这套丛书的各位专家及有关同志表示衷心的谢意！

卫计委妇幼保健与社区卫生司

前言

儿童眼、口腔、耳鼻喉和听力保健是儿童保健的服务内容之一，近年来越来越受到专业领域和儿童家长的重视。2010年，卫生部和教育部联合颁布了《托儿所幼儿园卫生保健管理办法》；2012年卫生部颁布的《托儿所幼儿园卫生保健工作规范》规定，托儿所幼儿园要"配合妇幼保健机构定期开展儿童眼、耳鼻喉、口腔保健"；2011年0～6岁儿童健康管理被纳入基本公共卫生服务项目，通过社区卫生服务中心免费向适龄儿童提供。其中也纳入了儿童五官保健的相关内容。

随着一系列技术规范的出台，妇幼保健专业机构和基层卫生服务机构工作人员也需要更多地了解相关的知识，以便提供更好的服务。本分册对在日常服务和管理中经常遇到的问题进行总结，简要介绍了儿童眼、耳鼻喉和口腔功能的发育特点，保健要点和常见疾病防治重点，希望能够通过通俗的语言传达科学的知识，力求做到言简意赅、方便实用，可以作为日常开展相关服务的参考和健康教育的依据。

　　儿童眼、听力和口腔保健服务的实施具有相同的特点，都需要医疗保健机构、基层卫生服务机构、托幼园所、专科医院以及卫生计生管理等多部门的共同参与，书中对于建立区域协作组织、共同提供医疗保健服务的模式也进行了介绍，希望在专业知识和管理方法上都具有借鉴作用，并推动儿童五官保健工作的全面开展。

　　希望广大读者通过本册了解儿童五官保健的基本知识，通过大力开展健康教育，扩大宣传途径，加大宣传力度，提高主动利用儿童五官保健服务的意识，促进全社会共同关注儿童五官保健。

金　曦

2013.10

目　录

妇幼保健医师丛书

第一章

儿童眼保健

1　眼睛的结构

眼睛是我们对视觉器官的总称。视觉器官由眼球、视附属器和视路三部分组成。眼球可以接受外界信息。并将其经视路向大脑的视觉中枢传导，完成视觉功能。眼附属器对眼球起保护作用，并具有转动眼球的功能。

(1) **眼球**：眼球由眼球壁和眼内容两部分组成。

1) 眼球壁：分为三层。

纤维层：是眼球壁的最外层，由坚韧致密的纤维组织构成，对眼球内部组织起到保护作用。纤维层的前1/6为角膜，后5/6为巩膜，两者移行部叫角膜巩膜缘。角膜本身无色透明，无血管，但分布丰富的神经末梢，所以知觉特别敏感。角膜位于瞳孔的前方，所以一旦损伤后形成瘢痕，往往会遮盖瞳孔，影响视力。巩膜质地坚韧，不透明，主要对眼球起保护作用。角巩膜缘是一些眼内手术的常用切开部位。

葡萄膜：眼球壁的中间一层，又叫血管膜或色素膜，最前部分叫虹膜，也就是我们肉眼可以看到的黑眼球部分，中央的圆孔就是瞳孔。瞳孔可以调节进入眼内的光线，保证正常成像。中间部分叫睫状体，是调节系统的重要组成部分，通过其收缩调节晶状体的凸度，进而对屈光力进行调节。睫状体向后移行形成的脉络膜，含有丰富的血管和色素细胞，对眼球壁起到营养作用，并能阻断透过巩膜进入眼内的光线。

视网膜：眼球壁的最内层，医生可以通过检眼镜（眼底镜）看到视网膜上的血管等结构，也就是我们常说的眼底检查。儿童需要重点检查的结构主要有视乳头，是视网膜神经纤维集中传出眼球的部位；黄斑是视觉最敏感的部位。

2）眼内容物：眼内容物包括房水、晶状体和玻璃体。

房水：为透明液体，在眼内循环，调节眼内压力，并对眼内容物起到营养作用。

晶状体位于虹膜和瞳孔后方，在睫状机的调节下改变其双凸透镜结构的曲率半径，进而起到屈光调节的作用。

玻璃体充满于晶状体后面的眼球腔内，对整个眼球、特别是视网膜表面起支撑作用。玻璃体为透明胶质体，无再生能力。

（2）**眼附属器**：包括眼睑、结膜、泪器和眼外肌。

1）眼睑：分上睑和下睑，也就是上、下眼皮。覆盖于眼球表面，两睑间的缝隙成为眼裂。眼睑有保护眼球、防止干燥和预防眼外伤的功能。上下睑连接处称眦部，内外侧分别叫内外眦。眼睑皮下组织疏松，炎症或外伤时易水肿或瘀血。

2）结膜：为透明黏膜，覆盖于眼睑后面和眼球表面。覆盖于眼睑内侧的叫睑结膜，覆盖于眼球前面的叫球结膜。球结膜终止于角膜缘，所以角膜表面没有结膜覆盖。睑结膜和球结膜的移行处叫穹隆部结膜，多皱褶，利于眼球转动。由于结膜覆盖于眼球和眼睑后面的最表层，所以是最容易发生感染的部位。

3）泪器：包括泪腺和泪道。泪腺位于眼眶外上方的泪腺囊内。其排泄管位于上穹隆部。泪道包括泪点、泪小管、泪囊、鼻泪管，为泪液自结膜囊流入鼻腔的通道。当泪道因脱离细胞阻塞或因炎症等因素狭窄时，会出现溢泪。

4）眼外肌：共有 6 条，通过不同眼外肌的作用，达到控制眼位、使双眼协调运动的作用。当眼肌的作用力度不协调时会出现眼位的偏斜即视轴的偏斜，称为斜视。

(3) **视路**：视路是从视网膜到脑枕叶视中枢的视觉信息的传导路径。

2 儿童眼的生长发育特点

（1）**发育早**。儿童眼的生长发育不仅始于生后，而是在母亲怀孕的第一天起即开始了生长发育的全过程。因此眼睛是人类最早生长发育的器官之一。在出生前的漫长时期中，眼睛受伤害的机会很多，如母亲妊娠期患病，接触有毒物质或生活不正常等，均有可能影响胎儿眼的正常生长发育。

（2）**生长快**。人眼是人体生长发育最快的器官。人眼又是人体生长发育最快的器官，与人脑组织生长速度相近。在快速生长的过程中，又具有阶段性。除胚胎发育期外，自出生到3岁，主要完成眼的结构发育，尤其是眼球轴长迅速增加，从而基本达到成人水平。3~6岁基本完成眼功能的发育；6~18岁期间，主要为眼结构和功能的稳定阶段和不断完善过程。一般认为，6岁以后应该具有正常的远近视力。

（3）**变化大**。在各种因素的作用下，儿童眼生长发育有很大的易变性，其中，最主要的是屈光系统。如在内因或外因作用下，不同的发育结果，可形成不同的屈光状态。由于儿童眼在结构上的可塑性和功能上的可逆性，儿童眼既容易在各种不良因素的影响下出现各种异常，又可以在早期发现、早期干预的前提下实现结构和功能的康复，为治疗提供可能性。

3　　儿童视觉发育的过程

已知新生儿出生当天即有光觉，如果你用一个手电光突然照新生儿的眼睛，他会皱眉、闭眼，如在睡眠状态，可扭动身体，甚至觉醒；4~8周时可有保护性瞬目反射，如果有物体突然出现在眼前时，他会闭目躲避；2~3个月时表现为有注视能力，可用眼睛追随一个移动的目标；4~5个月时可识别物体的形状、颜色、认识母亲；1岁~1岁半时可有不完全集合功能，即随着眼前一个目标由远而近，双眼可随之向中间旋转；2岁时视力可达到0.5；3岁时可达到0.7；4岁到0.8；5岁时大多能达到1.0。

4　　不同年龄儿童眼保健要点

由于儿童眼发育具有发育早、生长快、变化大的特点，且具有阶段性，因此，在不同发育时期，应有重点地关注儿童眼发育和眼保健的不同问题。

胎儿期，自母亲怀孕起，就应该尽量避免可能受到的各种不良因素的影响，如宫内感染、母亲患妊娠中毒症、不适当使用药物、接触毒物和射线等等。并应进行遗传性眼病的咨询。新生儿期（出生至28天），应注意双眼的大小、外形、位置、运动、色泽等，尽早发现先天异常，并应防治源于产道的感染性眼病。

婴儿期（1个月至1岁），应注意避免外界不良因素对眼的影响。如家长经常喜欢在小婴儿的床栏中间系一根绳，上面悬挂一些可爱的小玩具，逗引孩子追着看。如果经常这样做，孩子的眼睛较长时间的向中间旋转，就有可能诱发内斜视，也就是俗称的"斗鸡眼"。正确的方法是把玩具悬挂在围栏的周围，并经常更换玩具的位置。由于小婴儿的瞬目反射尚不健全，此时应特别注意预防眼内异物。如刮风天外出，应在小儿脸上蒙上纱巾；扫床时将小儿抱开。以免风沙或扫帚、凉席上的小毛刺进入眼内，因为小婴儿大部分时间在睡觉，发生眼内异物也难于发现，如继发感染，有可能造成严重后果。由于婴儿期是小儿视觉发育最敏感的时期，如果有一只眼睛被遮挡几天时间，就有可能造成被遮盖眼永久性的视力异常，因此，如果小儿某眼患病，也一定不要随意遮盖。有的家长可能会发现自己的宝宝双眼都向中间对，而到医院检查，医生却说不斜。这可能是医学上讲的内眦赘皮，也叫假性内斜视。这是由于人们习惯于根据黑眼球两侧眼白暴露得是否对称，来判断眼球是否正位。当有的孩子鼻梁较平，在内眼角处有一个皮瓣（内眦赘皮）时，会挡住部分鼻侧的眼白，这样一来，当孩子侧视时，一侧的眼睛就好像向中间斜了。此时只要做一个简单的检查，就可以作出判断。家长可以用一个聚光手电，距孩子眼前1尺左右，将光照在两眼中间的鼻梁根部，嘱孩子盯着手电看。此时在两眼的黑眼球上就会有反光点，如反光点位于黑眼球的中央，眼睛就没有斜视。如果眼位是偏斜的，反光点就会偏向黑眼球的边缘。此项检查应反复多次，以得到较为确定的结论。

幼儿期（1～3岁）随着孩子逐渐长大，活动范围越来越大，并在此期间学会了奔跑。所以眼外伤的预防就显得尤为重要。应加强对孩子的安全教育。如不要拿着铅笔、筷子等尖物猛跑，以免摔倒时尖物扎伤眼睛。家长在使用强酸、强碱等洗消剂时，要让孩子避开，以免液体溅到孩子眼中，造成化学烧伤。如果发生烧伤应立即用清水彻底清洗，然后去医院做进一步处理。如果眼内进了灰尘等异物，可让孩子轻轻闭眼，靠眼泪将其冲出，如异物是在白眼球表面，可用消毒棉棒将其沾出，切忌用不干净的手帕去擦，因为这会造成眼球表面的划伤和继发感染。如果异物是在黑眼球表面，则应到医院请眼科医生帮助取出。

应在日常生活中注意观察孩子的眼位是否正常，如根据上面介绍的方法发现孩子确实有斜视，应及时就诊。因为有的斜视是由于孩子眼睛有屈光不正，比如较大度数的远视眼，使孩子的调节状态发生异常，出现斜视。这时可以通过及早配戴矫正眼镜进行治疗。而如果经过医生的诊断，确定为麻痹性斜视的，有可能需要手术治疗，也应在医生指导下，确定手术的最佳时机，而不要延误治疗，使视功能受到影响。这一时期，孩子会比以前有更长时间的看书、画画等近距离作业时间，家长要注意让孩子从一开始就养成良好的习惯，坐姿端正，眼睛距书本1尺左右，每次20分钟为宜。如看电视，应根据房间的大小选择合适尺寸的电视，眼与视屏距离一般为屏面的5~7倍对角线以上，每次20分钟左右。特别注意2岁以下儿童尽量避免操作各种电子视频产品。

学龄前期（3~6岁）：此时期是眼在一定范围内争取利用结构可塑性及功能可塑性的关键时期。而在社会竞争日益激烈的今天，家长都希望自己的孩子掌握更多的本领，于是在这一时期开始学电脑、钢琴等的孩子大有人在。然而儿童的眼睛尚处于不完善、不稳定的阶段，长时间、近距离的用眼，会促使孩子的视力下降和近视眼的发生。因此在对孩子进行早教的同时切不可不顾及孩子的视觉发育。特别要注意限制孩子的近距离作业时间，一般每次不应超过30分钟。可以经常带孩子户外活动或向远处眺望，引导孩子努力辨认远处的一个目标，这样有利于眼部肌肉的放松，预防近视眼的发生。

此时期的孩子，通过家长的示教，能很快掌握用国际标准视力表或对数视力表来检查视力。应尽早开始对儿童视力进行监测。特别是要分别查两眼的视力，以便发现单眼的视力异常。因为视力不好的一眼常常失去使用机会而发展成为弱视，即使通过配戴合适的矫正眼睛，视力仍达不到正常，使儿童的视功能，特别是立体视觉受到影响。弱视可以由屈光不正（远视、近视、散光）、斜视等引起，越早治疗，效果越好，一般认为，在6岁以前是最佳治疗时机。因此，弱视的早期发现就尤为重要。一般视力检查应每3~6个月做一次，发现异常及时矫治。有条件的儿童可以在这一阶段进行1次散瞳验光，可以对儿童的眼发育和屈光发展及变化进行有效预测。

在这一时期，应继续注意幼儿期的所有保健内容。同时，由于孩子与外界接触的增多，孩子患感染性眼病的机会明显增多了。如沙眼，社会性的流行在过去的较长时间里，已大幅度减少，但近几年又有所增多。特别是在集体生活的儿童和经常到公共泳池游泳的孩子中间更为普遍。普通的结膜炎也较为常见。这些都是通过传染而得病的。所以，孩子患病时在家庭中也应注意隔离。孩子应有自己专用的毛巾、脸盆。家长在给孩子上眼药之前、之后都要注意洗手，以免使眼病在家庭中蔓延。教育孩子不要用手揉眼睛。睑腺炎俗称麦粒肿，也称针眼，是眼睑腺的急性化脓性炎症。有的孩子反复出现，家长平时应注意孩子的全面营养，多吃一些蔬菜水果，保持大便通畅。

5　　儿童视力监测的原则

　　儿童视力的正常发育与否和眼部结构发育、屈光系统动态发育是否正常匹配关系密切。新生儿在出生的当天视力只有眼前光感，随着黄斑锥体细胞数量的增加，生后4个月黄斑组织发育完成，中心凹变薄，视力才不断提高，所以，形觉视力的发育是由低常逐渐转变为正常的一个动态过程。

　　在美国眼科临床指南（PPP）中，小儿眼科筛查项目筛查的目的是确定眼部或视力异常的儿童，具有视觉异常的高危因素的儿童，例如家族史中有先天性白内障或青光眼，视网膜母细胞瘤、代谢性疾病或遗传性疾病等，患儿生产史中具有高危因素如早产儿、低体重儿、难产、脑瘫、脑积水等。由儿科、保健医师、护士、幼师主要负责进行定期筛查、及时转诊和恰当随访。小儿眼科综合医疗评估是由眼科医师完成，确定眼部疾病的危险因素（全身系统性疾病）、确定容易导致儿童早期视力损害的危险因素并评估眼部视觉系统的健康状态、评估屈光不正和进行适当的处理和早期干预。

　　视力评估主要包括：瞳孔检查、眼位和眼球运动、外眼检查、睫状肌麻痹下的视网膜镜检查/屈光检查，还有眼前节和眼底检查。

　　视力评估的方式主要根据儿童年龄和儿童配合程度

分为：①婴儿和不会说话的儿童：定性检查方法有注视能力、选择性遮盖法、眼球跟随运动等通过判断两只眼视力的优劣可以初步判断，例如单眼斜视患儿，经常处于斜视位置的眼是弱视眼，双眼交替斜视：双眼能够自由的交替注视，说明两眼视力可能非常接近。对于婴幼儿选择单眼遮盖法（拒绝反射），观察两眼注视反应，进行行为学的方法来推断：如果患儿总是拒绝遮盖某一只眼，则说明被遮盖眼的视力可能比较好。记录方法是注视、跟随、维持情况，是否中心、稳定、维持注视等。定量检查方法有选择性注视或视觉诱发反应曲线等。②会说话但不会识字的儿童（3 岁左右）：尽可能定量检查单眼远视力（单字母条栅图形点状视力表）发现或找出两眼的视力存在差异。③识字的儿童：采用Shellen 视力表检查远视力和近视力。

睫状肌麻痹下的屈光检查是重要的客观评估，散瞳检影能客观确诊屈光不正，最大限度地改善和提高视功能，阻止发展为弱视、斜视。

6　儿童常用视力检查方法

建议尽早开始对所有儿童进行定期的视力检查。检查方法可按年龄大小加以选择。新生儿视力检查可用转鼓（视动性眼震仪）；18 个月以内孩子可用选择性观看法；18 个月 ~ 3 岁孩子可用点视力仪检查；3 岁以上可用儿童图形视力表或标准对数视力表进行检查。3~6个月进行一次检查。

图形视力卡（又称字母匹配势力测试）检查方法：需两位检查者（甲、乙）。甲于儿童正前方3米处出事卡，卡的高度与儿童眼一致。乙与儿童平行坐于桌旁，嘱儿童看完出示卡上的字母，指出乙手中卡上的相应字母。卡片上的字母一般用H、O、V、T、X5个，3岁以上用的字母还包括A、U，共7个。

结果判断：分三种情况：

异常：任一眼不能匹配字母活页本中标记T、V或更大的字母，表示该眼异常。

可疑：任一眼不能匹配字母活页中的最小2个字母H、O时，表示该眼可疑，应过3个月后在复测一次。

正常：任一眼能匹配字母活页本中所有的字母或最小一个字母，表示该眼正常。

对数视力表（国际标准视力表）检查法：

检查距离：被检查着应站在距视力表5米处，如检查室距离不足5米，可于2.5米处置一光滑平整的反光镜（亦相当于5米距离），视力表箱悬挂高度使5.0（国际标准视力表1.0一行）与大多数儿童双眼水平一致。

检查方法：先右后左，先裸眼后戴镜。检查一眼是，另一眼用遮眼匙遮住（注意勿压眼球）。儿童能看到的最小视标行的全部视标均应查到。

视力记录方法：被测眼能看到半数及以上视标的一行视力做记录。

7　儿童视力检查注意事项

（1）如采用对数或国际标准视力表检查，要选择灯箱式，检查前要确认照度正常。若用2.5米距离平面镜检查，镜子质量应合格，即不变形，不放大或缩小。

（2）两眼分别进行检查，一般先右眼后左眼；遮眼时勿压迫眼球，否则影响检查结果。

（3）检查者要耐心和蔼，初次检查的儿童，尤其年龄小的儿童应在检查前教会认读视力表。

（4）剧烈活动后不要马上查视力，被测不许偷看，眯眼，若儿童自觉视物模糊或不配合，可允许休息后再查。

8　儿童视力异常的临床表现

在儿童生长时期不同，视力异常的临床表现也不同，以下简单的观察可以帮助我们初步判断孩子的视力是否存在着问题。

（1）出生后数周内，婴儿的目光不是朝着有光线的地方，相反光线让他哭闹、畏光或躲避光线；将物体突然靠近孩子的眼睛不引起眨眼即表现为无瞬目反射现象，特别是经过不同时段反复检查期结果相一致。

（2）3～6个月以后，婴儿不玩手；看到奶瓶没有反应；对熟悉的面孔不感兴趣。发现孩子的瞳孔区发白。

（3）7～9个月，不寻找在他视野中看不见的东西；眼球不能固定看东西总是摆动即眼球震颤；对周围的人突然的动作没有反应。

（4）18个月，经常撞上路上的障碍物；不用手指要我们给他的东西；当有一只眼睛被遮挡时，闹得特别厉害。

（5）幼儿时期，孩子视力异常方面特殊的表现为行为改变，如看电视看书距离较近、歪头眯眼视物、视物反应迟钝或容易跌跤碰磕等。如果是单眼视力异常或极为轻度的视力障碍，可以没有任何临床表现，不容易被发现，或者发现时年龄已经进入学龄期，个别的在上大学查体时才被发现，会给治疗弱视带来一定的困难，并且影响疗效。

婴幼儿时期的单眼外斜视或内斜视，经常斜视的眼往往视力低下。检查视力要求检查远视力和近视力，专人进行检查并注意单眼遮盖严格，切勿用健眼偷看视力表，以免误诊或漏诊。

9 正视眼的屈光与调节

正视眼的定义是当眼调节静止时，外界的平行光线经眼的屈光系统后恰好在视网膜黄斑中心凹聚焦，这种屈光状态称为正视。眼调节的重要解剖功能是通过晶状体弹性和睫状肌功能来完成的，其调节机制是当眼看近目标时，环形睫状肌收缩、睫状冠所形成的环缩小，晶状体悬韧带松弛、晶状体变凸、曲率增加，眼的屈光力增强。这种改变眼的屈光力将来自近处散开光线聚焦在视网膜上的功能称为眼的调节。

当我们双眼注视远处目标时，两眼视轴平行，调节呈松弛状态，当注视近处目标时眼需要动用调节，为保持双眼单视，两只眼的视轴需要内转即集合。所以，正视眼的集合与调节是相互协调的，而非正视眼的这种集合与调节是不协调的如视力疲劳、斜视。

例如非正视眼中的远视眼，能被调节所代偿的那一部分远视，称为隐性远视，在未进行睫状肌麻痹验光时难以发现。随着年龄的增大，调节幅度或能力下降，被调节所代偿的那部分隐性远视则逐渐暴露出来。因此，年龄在 40 岁以内特别是小于 7 岁儿童，具有中高度远视的患儿在验光之前，必须使用睫状肌麻痹剂（如 1%阿托品眼膏），去除调节因素后，才能进行散瞳验光。

10　远视眼的成因与矫正原则

　　远视眼是指当眼调节放松时，平行光线经过眼的屈光系统后聚焦在视网膜之后，远视眼的远点在眼后，为虚焦点。当远视度数较低时，患者可以利用其调节能力，增加眼的屈光力，将光线聚焦在视网膜上，从而获得清晰视力。但由于频繁并过度使用调节，远视者视疲劳症状比较明显。临床上屈光检查是诊断治疗远视眼的重要环节，为了减少调节的干扰，可根据患者具体情况进行睫状肌麻痹验光，特别是小于 7 岁的儿童或中高度远视或伴内斜视的远视，必须采用 1% 阿托品滴眼每天 3 次，持续 3 天，或 1% 阿托品眼膏，每日 2 次，连续 5 天后验光，或者滴用 1% 硫酸环戊通滴眼液（国外常用）2~3 次，使瞳孔直径至少为 6mm 及瞳孔对光反应消失后验光。

　　主要临床表现是视力障碍，典型的高度远视看远不清，看近更不清。对于低中度远视，由于调节的存在，其视力障碍与年龄和远视度数有关。小于 6 岁时：低中度远视者可以无任何视力问题；6~20 岁：阅读量增加，阅读字体变小，开始出现明显的阅读视觉疲劳症状，并随年龄和远视度数的增加而增加；20~40 岁：近距阅读时出现一些视力问题；大于 40 岁：隐性远视转为显性远视，开始出现典型的远视症状。远视者未进行屈光矫正时，为了获得清晰视力，在远距工作时就开始使用调节，近距工作时使用更多的调节，可能产生内斜和弱视。

治疗原则：远视眼用凸透镜矫正。轻度远视如无症状则不需矫正。如有视疲劳和内斜视，即使远视度数低也应戴镜。中度远视或中年以上轻中度远视者应戴镜矫正视力，消除视疲劳及防止内斜视的发生。远视矫正度数选择分全矫和欠矫，其选择因人和临床具体情况而异。一般在无斜视和弱视情况下，以提供能接受的最好矫正视力和舒服感觉为前提，可以欠矫；若出现斜视，尽量全矫以去除调节因素和改善斜视。

矫正方法：框架眼镜和角膜接触镜。对于婴儿、儿童或少年，一般采用框架眼镜，特别是婴幼儿佩戴软带子的镜框架，具有鼻托和调节松紧作用的优势。对于较大屈光参差者可考虑使用角膜接触镜。

目前采用准分子激光手术治疗远视眼已经开展多年，但总治疗数量不多，疗效和安全性有待于进一步探讨。

11　近视眼的成因与矫正原则

近视眼是眼在调节松弛状态下，平行光线经眼的屈光系统屈折后聚焦在视网膜之前，因而看不清远处目标。近视眼的发生主要与遗传和环境两大因素有关。目前在我国单纯性近视增加，总体患病率约为 25% ~ 40%，初发年龄提前，女性多于男性，与青少年生长发育加速明显相关。主要原因与不良的视觉环境有关如用眼习惯，用眼方式不良、视负荷增加等等。病理性近视眼为轴性近视（高度近视眼），又称变性近视眼，其患病率基本多年保持在 2% 左右，这种病理性近视眼病因学虽然可以从调节因素、形觉剥夺、神经递质、遗传学及围生期因素等作用来探讨，但是目前能肯定的是玻璃体腔直径增大的变化，是决定原发性屈光不正最主要的解剖因素。

治疗原则分为光学矫正和手术矫正两种。佩戴框架眼镜是目前最安全的矫正近视眼的方法，原则是选用使患者获得正常视力的最低度数凹镜片。佩戴角膜接触镜：角膜接触镜的优点是对成像放大率影响较小，视野较大，不影响外观。光学性能佳、透气性好的硬性角膜接触镜（RGP 或角膜塑形术）能对青少年近视的发展有一定的延缓作用。角膜屈光手术，如准分子激光角膜切削术、准分子激光原位角膜磨镶术、角膜基质环植入术等。眼内屈光手术，如晶状体摘除及人工晶状体植入术、有晶状体眼人工晶状体植入术等。巩膜屈光手术：后巩膜加固术适应于高度近视的发病初期，期望加固巩膜阻止近视眼的发展。

12 近视眼的预防

单纯性近视眼有明确的原因，主要与不良的视觉环境有关，如即用眼习惯不良，长时间的近距离用眼等等。到目前为止，对于儿童青少年的单纯近视尚无一种理想的、确切的、有效的治疗方法，只能佩戴合适度数的眼镜以提高视力，因此近视的重点在于预防。儿童青少年时期是近视眼的高发时期，也是预防近视眼的最佳时期。目前国内外都认为预防近视比较合理的办法是采取综合措施。

（1）**限制近距离用眼时间**。减少视力负荷的不良影响，是预防近视的关键。应该做到连续读书、写字 1 小时要休息 10 分钟左右，休息时可向 5 米以外处远眺。要注意避免强光刺眼。也可做眼保健操，消除视力疲劳，预防近视的发生发展。

（2）**读书、写字姿势要端正**。最好是"头正、腰挺、背直"，胸距桌缘大约一拳头，书本和眼睛的距离应保持 33 厘米，6 岁左右的幼儿视距为 28～29 厘米。不要躺在床上看书，不要乘车看书，也不要边走边看书。

（3）**注意正确的采光和良好的照明**。阅读、写字的照明最好选用台灯，光源可用 25W 的白炽灯，或用 8W 的日光灯。光源位于左前方，台灯要加罩遮挡光线。台灯与桌面距离应该是 33 厘米。室内照明应该用日光灯，以使桌面与周围照明协调。

（4）**少看电视，少玩游戏机，不要躺着看电视，不能长时间近距离看电视。**一次收看电视时间不要超过 2 小时。18～20 英寸电视机收看最佳视距为 3 米左右。收看电视时应该每隔 30 分钟至 1 小时，就闭目休息一会儿，或环视四周，让眼睛恢复功能。

（5）**合理饮食、注意营养。**要防止营养过剩，多吃营养齐全的食品，如粗粮、细粮调配吃，多吃蔬菜水果。同时也要吃海带、鱼、瘦肉、蛋、牛奶等，以补充足够的钙、磷、维生素和微量元素等。

（6）**加强体育锻炼，增强身体素质。**应该每天在户外活动 1 小时左右，各种体育运动都能消除视力疲劳，尤其是打乒乓球、放风筝和弹跳运动，对调整视力、预防近视的发生和发展效果最好。

13　散光

散光定义是指眼球在不同子午线上屈光力不同，形成两条焦线和最小弥散斑的屈光状态称为散光。散光可由角膜或晶状体产生。散光类型：分为规则散光和不规则散光。最大屈光力和最小屈光力主子午线相互垂直者为规则散光，不相互垂直者为不规则散光。规则散光又分为循规散光、逆规散光、斜向散光。最大屈光力主子午线在 90 度+30 度位置的散光称为循规散光，最大屈光力主子午线在 180 度+30 度称为逆规散光，其余为斜向散光。根据两条主子午线聚焦与视网膜的位置关系分为：①单纯近视散光：一主子午线聚焦在视网膜上，另一主子午线聚焦在视网膜之前；②单纯远视散光：一主子午线聚焦在视网膜上，另一主子午线聚焦在视网膜之后；③复合近视散光：两互相垂直的主子午线均聚焦在视网膜之前，但聚焦位置前后不同；④复合远视散光：两互相垂直的主子午线均聚焦在视网膜之后，但聚焦位置前后不同；⑤混合散光：一主子午线聚焦在视网膜之前，另一主子午线聚焦在视网膜之后。

散光对视远视近视力下降的影响取决于散光的类型、度数和轴位。在未矫正状态下，可表现出视觉疲劳，在阅读或长期用眼状态下表现明显。一般散光大于+1.00DC 可以产生屈光不正性弱视甚至出现斜视。屈光检查常规使用睫状肌麻痹剂后，通过检影验光和规范主觉验光可得出散光度数和散光轴位。采用角膜地形仪检查发现不规则散光，还可以早期发现因圆锥角膜而出现的散光现象。

治疗原则：应以柱镜矫正散光，以既能被舒服接受又能达到最好矫正视力为处方确定原则。一般散光度数大于±0.75DC，视力低于同年龄组的患儿应该尽早配镜，如不能适应全矫（如试戴镜时，出现头晕、地面不平整等症状），可先予以较低度数矫正，再逐渐增加度数。早期以框架眼镜矫正为主要选择，对于屈光参差较大者，特别是大年龄弱视患儿，从未经戴镜治疗者，可选择硬性角膜接触镜（RGP），以较少两眼像差。不规则散光无法用框架眼镜达到较好的矫正视力，也可试用硬性角膜接触镜矫正。

14　屈光参差

双眼屈光度数不等者称为屈光参差，两眼屈光度数球镜相差超过 2.50D 以上，柱镜大于 1.50D。屈光参差者的度数较高眼常处于视觉模糊状态，容易引起弱视。屈光参差的远视者，其度数较高眼更容易成为弱视眼。单眼无晶状体眼是典型的屈光参差。双眼融像大小的差异大于 5%，则会产生因融像困难。主要表现为视物变形、路面倾斜、头晕、恶心等非特异性症状。

治疗原则：对屈光参差者进行屈光矫正时，需考虑矫正方法的视网膜像放大率。如单眼为无晶状体者，佩戴框架眼镜后，双眼视网膜像大小差异约为 25%，无法融像而产生许多症状。若佩戴角膜接触镜，则放大率差异约为 6%。接近双眼融像的能力范围（5%），可以减少因融像困难带来的视觉症状。如果屈光参差造成融像困难而出现症状时，常采用的处理方法是：佩戴硬性角膜接触镜 RGP，可以减少双眼视网膜像的大小差异。高度数眼佩戴角膜接触镜，度数等于屈光参差量，然后佩

戴等度数的框架眼镜。施行单眼或双眼屈光手术。RGP
镜片优点：对成像放大率影响较小，视野较大，视觉质
量好（视网膜成像质量好），透气性好，对角膜生理影
响小，矫正角膜散光能力较好（2.00～3.00D），寿命
比软镜长 2～3 倍。适用于高度近视或屈光参差较大者
及某些特殊职业者。RGP 镜片缺点：初戴时舒适度比较
差，适应时间比软镜长，配验要求高，镜片护理要求
多。RGP 不合适人群：沙眼、角膜病变、干眼症、过敏
性结膜炎和无法保证规范清洗处理镜片者。

15　儿童验光与配镜原则

　　每当发现儿童视力不佳或怀疑视力有问题时，最重
要确诊方法是进行正确的散瞳验光。首选 1% 阿托品眼
膏（睫状肌麻痹剂），每日 3 次，双眼用药，连用三天，
或 1% 阿托品眼膏，每日 2 次，连续 5 天。可事先告知
家长散大瞳孔后孩子的近视力暂时下降，有畏光症状，
应该采取一些避光措施，不会造成太多的副作用，以便
消除家长的担心和顾虑。在充分散瞳的前提下，进行检
影验光以得到较为准确的屈光度数，再进行相同年龄段
的视觉发育情况的评估。例如学龄前儿童常规散瞳检影
结果：4～5 岁儿童 +2.00Ds～+3.00Ds；6 岁儿童 +
1.50Ds～+2.00Ds，没有明显散光，眼底未见异常者，
这就可以评估为屈光状态处于正常发育，视力属于低

常，暂时不必配镜，一般定期观察 3~6 月。如果同年龄段儿童的屈光明显大于以上度数，矫正视力不提高则被认为视力异常，需要尽早配镜治疗弱视。配镜原则：远视眼不伴有内斜视者配镜处方是，按照验光结果减去总量的 1/3，或根据三周后瞳孔恢复正常进行复验的结果，以最佳矫正视力相对高的度数给处方。

当发现儿童一只眼出现内斜视时，眼科大夫都应该在首诊的第一时间内使用睫状肌麻痹剂进行散瞳验光，不要因为孩子的年龄小而盲目等待，尽早明确诊断，阻断内斜视造成的视觉损害，从发病机制上充分理解早期治疗调节性内斜视的重要性并积极规范治疗。内斜视患儿首次散瞳验光后，全部远视都应该矫正，国外文献称作为去除调节。一般戴镜 3~6 个月后，除去了调节因素，根据戴镜的眼位的变化，明确诊断为完全调节性内斜视或部分性内斜视，还是非调节性内斜视。以后的定期随诊中需要调整屈光度，在减少正球镜度数时，应该密切观察以下重要指标：戴镜时眼位，控制在正位或内隐斜状态；其次是视力因素；最后是双眼视觉恢复的情况。屈光度调整的依据：戴镜时眼位控制在正位或内隐斜，逐渐减少正球度数，调整的幅度不能过大，一般降低 +1.00D 或 +1.50D 或总量的 1/3；当重新出现内斜视，说明球镜度数减多了，应该需要恢复原度数，使眼位戴镜时控制在正位或内隐斜状态。当发现患者屈光度有变化特别是增加时，就需要重新散验补充给足。

一般儿童外斜视和垂直性斜视与屈光不正的关系不密切，如果经过散瞳验光后确诊有单眼弱视，应该先治疗弱视，视力提高后尽早手术矫正斜视。

16　儿童斜视的初步诊断方法和要点

初步诊断儿童斜视最为常用和简单的方法主要有角膜映光法，交替遮盖法和遮盖－去遮盖法。角膜映光法是让患儿在 33 厘米看近处注视一个聚光手电筒，观察两眼角膜上的映光点是否都落在角膜的正中央，可以初步判断是否存在斜视和斜视的方向、斜视度数。例如右眼的光点是在角膜正中央，左眼的光点落在角膜鼻侧瞳孔缘上，则判断为右眼注视左眼外斜视约 15 度。交替遮盖法可以发现斜视，遮盖－去遮盖法主要鉴别是隐斜还时显性斜视，儿童检查时常常不合作，应用间接遮盖法即左手拿着能引起孩子注视的视标，右手拿着遮眼板，相对患儿的眼睛有一段距离进行交替遮盖或遮盖去遮盖，检查者进行遮盖时只要能观察到孩子的眼位就能做出判断。通过以上检查法就能够鉴别因内眦赘皮、宽鼻梁引起的假性内斜视。要注意检查眼位时需要分别检查 33 厘米看近处、6 米看远处，戴镜和裸眼的眼位。例如间歇性外斜视的患儿，看近处视标时眼位经常是正位，如果不检查看远处物体或在阳光下进行检查，就容易漏诊。三棱镜遮盖法是进一步确定斜视度数，为斜视手术做定量分析。

代偿头位是先天性垂直斜视较常见的临床表现，往往是发现垂直肌麻痹的第一条线索，典型的右眼上斜肌麻痹，头部向左肩倾斜（健侧），面转向左侧，下颌内收，一般水平直肌麻痹，常将面部转向麻痹肌功能方向，眼转向对侧避免复视。检查时注意与外科斜颈鉴别，其鉴别要点：①单眼遮盖法：当遮盖一只眼睛时，头位有不同程度的改善，说明是眼性斜颈，是由于斜视后双眼视觉受到干扰，为了减轻和克服复视或混淆视而产生的代偿头位。②眼位检查：将孩子的头放在正位，应用交替遮盖法或遮盖去遮盖法，发现有眼球垂直运动，例如左眼注视时，右眼由上向下运动，右眼注视时，左眼由下向上运动。如果孩子检查不合作，可以将孩子头向经常歪头的相反方向倾斜，让孩子注视前方的玩具，就容易发现同侧眼发生了上斜视。③颈部检查：由外科会诊除外颈部异常。如果长期患儿歪头，会出现面部不对称或颈、面肌肉和骨骼改变。

在初诊时我们要牢记一个重要的特点：从患儿进入你的视线的第一时间开始，便是你检查的开始，特别是歪头或间歇性外斜视的患儿，处在最自然状态下的表现，恰恰是最为真实最为重要的诊断依据。反复多次进行检查是儿童眼保健大夫和小儿眼科大夫在最后确诊和制定治疗方案时不可缺少的临床技术。

17　　儿童水平斜视的成因与诊疗技术

　　儿童水平斜视中较为常见的是共同性斜视例如调节性内斜视、先天性内斜视和间歇性外斜视。共同性斜视的发病机制目前还不清楚，病变部位主要在于中枢，大脑中枢形成双眼视觉中发生的障碍，眼外肌肌肉本身以及肌肉的神经没有器质性病变，眼球运动自如，各方向注视时斜视角不变。

　　2～3岁是调节性内斜视发病年龄的高峰时期，其临床特点是：多有中高度远视性屈光不正，伴有内斜视。在没有矫正屈光不正以前，内斜视的斜视角变化较大，这种内斜视角的变化主要取决于患儿的全身情况和眼部在特定运动中所动用的调节量。当矫正了远视性屈光不正以后，眼位可以完全恢复正位，不需要手术矫正内斜视。还有部分调节性内斜视患者开始用眼镜控制内斜视，后来变成非调节性内斜视，这种情况就需要手术矫正眼位。目前，屈光调节性内斜视发病机制中具有两个重要的发病因素，一是未矫正的远视，二是融合性外展功能不足。为了使视网膜上的物像清晰，未矫正的远视迫使患者动用过度的调节力量，这样便诱发过度的集合，如果融合性外展幅度正常，足以对抗这类过度的集合，就不出现显斜视，保持内隐斜状态。当融合性外展功能不足时，隐斜视则变为显斜视。因此这类患儿在出现斜视以前已经具备双眼视功能，当发现后及时佩戴远视镜去除调节矫正内斜视，如果及时治疗得当，就有望恢复双眼视功能，部分患者最终成为微小内斜视具有周边融合，其双眼视觉低于正常人。

先天性内斜视又称婴儿型内斜视，其临床特点是：生后6个月内发病，一般不合并明显屈光异常，如双眼交替出现内斜视则无弱视。单眼性斜视可合并弱视。由于双眼视野交叉，可以有假性外展运动受限，洋娃娃头实验可以表现外展运动到位以排除真性展神经麻痹。先天性内斜视常合并下斜肌亢进、DVD、眼球震颤等。美国眼科临床指南中指出，研究表明减少或防止滥用化学物及吸烟，使得婴儿型内斜视的发病率下降，说明婴儿型内斜视的发病率与早产和围生期患病、遗传病和有害的产前环境有关。先天性内斜视手术年龄18个月至2岁为宜，麻醉相对安全，术前检查比较配合，手术疗效较为肯定，von Noorden 认为先天性内斜视最佳手术结果只能达到亚正常的双眼视觉，因为该类型内斜视发病年龄早，所产生的知觉异常直接影响了儿童的视觉发育。

间歇性外斜视通常3岁前发病，外斜视的发病过程有一定的规律性，即外斜视开始表现只在疲劳时或生病时，即在融合代偿机制下降时才暴露出外斜视，这类斜视首先在看远出现显斜视，后来看近也出现显斜视，最后变为恒定性外斜视，此时双眼视觉受到了破坏甚至消失。患儿在阳光下常常闭一只眼，有人称为"畏光现象"，一般说是由于外斜眼的物象受到抑制，如果没有发生抑制患儿将表现出间歇性复视，通常是这只眼受到抑制的同时又是外斜视。Jampolsky 认为，患者进入明亮的环境，这种明亮的弥散光能够使大量的感受野发生变化，感受野的变化，可能导致"半侧视网膜抑制机制"的触发，斜视眼的整个视网膜恢复知觉功能，使患者出现复视。患者闭上一只眼，避免更多的视网膜部位受到弥散光线的照射。避免本来抑制的半侧视网膜脱掉抑制，也避免出现复视。多数间歇性外斜视患者需要及早手术矫正眼位特别是幼儿如果外斜视角≥20△、频率明显增加，说明视功能受到一定的损害，就应该尽早进行手术治疗。

18　儿童垂直斜视的成因与诊疗技术

儿童垂直性斜视中最为常见的是先天性上斜肌麻痹。麻痹性斜视支配眼外肌的神经或肌肉本身的疾病，导致眼外肌瘫痪，眼球运动障碍而发生的眼位偏斜。病变部位主要在于神经源性或肌源性，其病因较为明确，先天性多与肌肉发育异常或肌肉附着点异常有关；后天性主要原因有外伤、炎症、肿瘤、心血管性、内分泌性、代谢性疾病、中毒等等。临床上与共同性斜视的主要区别是眼球运动有障碍，第二斜视角大于第一斜视角。

单侧先天性上斜肌临床特点是原在位呈上斜视，眼球运动表现患眼上斜肌力弱，下斜肌亢进，Bielschowsky歪头实验患眼阳性，对侧阴性不翻转（反向上斜视），应该特别注意除外双侧上斜肌麻痹。多有代偿头位，头向低位眼侧倾斜、面部左右不对称、下颌内收，注意鉴别眼性斜颈和外科斜颈，以免造成误诊和颈部手术。眼底相表现为患眼外旋，可不对称。双眼先天性上斜肌麻痹的临床特点：侧向注视时交替性上斜视，如向左侧注视，右眼上斜视，右侧注视左眼上斜视，Bielschowsky歪头实验双侧阳性，多数患者存在 V 型斜视，V 型内斜常见，双眼运动：双侧上斜肌弱，直接对抗肌下斜肌亢进，代偿头位可不明显，眼底相表现外旋对称一般大于 10～20 度。注意潜在型双上斜肌麻痹的特点是极不对称双上斜肌麻痹，易被误诊为单眼上斜肌麻痹，受累轻的麻痹眼手术后出现非手术眼上斜视。

先天性上斜肌麻痹的手术原则是单眼上斜肌麻痹伴有下斜肌亢进者适宜选择行麻痹肌的拮抗肌下斜肌减弱手术，主要解决的是鼻上方垂直斜视，原在位上斜视可解决 9～12△；Knapp（1971 年）根据各方向诊断眼位测定上斜视的大小并将上斜肌麻痹分为 7 种类型，其中比较多见的是第 3 类型是麻痹肌的鼻侧方向存在最大上斜视和原在位上斜视≥25△时，可同时联合麻痹肌即上斜肌折叠术或选择配偶肌即对侧眼下直肌后徙术。目前多数首选患眼下斜肌后徙术联合对侧眼下直肌后徙术，手术中要特别注意将下直肌与 Lockwood's 支持韧带充分分离，以避免产生下眼睑的退缩产生假性上斜视。患眼下斜肌后徙术联合患侧上斜肌折叠手术方式比较适合于单眼上斜肌麻痹原在位上斜视为 15～25△ 之间和极为不对称的双眼上斜肌麻痹包括一侧为潜在型上斜肌麻痹。

19　儿童弱视的概念与成因

弱视是学龄前儿童较为常见眼病。儿童正处于双眼视觉发育的关键时期，如果及时早期干预、及时正确的治疗是可能改变这些儿童一生的事业和命运。弱视是指在视觉发育早期，由于各种原因引起的视觉细胞有效刺激不足，导致单眼或双眼最好矫正视力低于同龄正常人，而这种视力下降又不能直接归因于眼球的结构和视路的异常的一种视觉状态。2009 年中华医学会小儿眼科年会上明确了我国弱视的定义：在视觉发育期，由于单眼斜视、屈光参差、形觉剥夺或双眼高度屈光不正等异常视觉经验，造成单眼或双眼最佳矫正视力低于正常，或双眼视力相差 2 行以上，眼部无器质性病变，经过恰当治疗后视力提高。诊断弱视时应注意考虑年龄因素，视力参考下限 3～4 岁下限为 0.5；4～5 岁下限为 0.6；5～6 岁下限为 0.7。弱视的发病机制主要包括形觉剥夺和双眼异常的相互作用异常，例如屈光参差性弱视的发病机制中同时存在视觉剥夺和双眼异常的相互作用，其特殊性在于单眼视力低下、发现较晚、错过儿童弱视治疗的最佳年龄，遮盖治疗中儿童配合有困难，依从性较差、学习会受到影响，病程延长，直接影响疗效。我们应该从弱视发病机制上来正确理解弱视治疗的原理，正是通过正确矫正屈光不正，解除导致弱视眼视网膜上物象消失或模糊而产生形觉剥夺的因素（主动治疗法），通过遮盖疗法来去除双眼异常交互作用来改善和提高弱视眼黄斑的功能，从而达到治疗弱视的目的。同时要认识到家长积极配合的重要性，注意与家长沟通，告知家长和孩子遮盖疗法仍被认为是目前首选的治疗方法。

20　儿童弱视的特点和临床表现

弱视分类：①斜视性弱视：患儿出生早期发生斜视，出现复视后，大脑皮层水平产生抑制后形成弱视。②屈光参差性弱视：两眼屈光参差，两只眼视网膜上物像清晰不同，矫正后物像不等，形成融合障碍，大脑往往将屈光度数大的眼形成抑制，产生弱视。③屈光不正性弱视：两眼的远视性屈光不正都大于+3.00 DS. 或伴有散光。特别是双眼高度远视或高度近视，且未戴矫正眼镜的儿童中，称为屈光不正性弱视。④剥夺性弱视：由于眼球屈光介质浑浊或不透明，限制了充分的视觉感知输入，扰乱了视觉发育，称为形觉剥夺性或遮盖性弱视。该类型弱视视功能受损较为严重，治疗效果较差。

例如角膜浑浊、先天性白内障、外伤性白内障或完全性先天性上睑下垂等。通常为单眼，但也有双侧发生。

临床表现：①视力减退：矫正远视力≤0.1为重度弱视，单眼或双眼先天性白内障造成剥夺性弱视，并伴有眼球震颤多属于这一类；0.2～0.5为中度弱视；0.6～0.8为轻度弱视，屈光不正性弱视较多见。②拥挤现象：是指分辨排列成行视标的能力低于单个视标，即患眼对大小相同、排列成行字母的识别能力比同样大小的单个字母的识别能力小得多。③对比敏感度检查显示全频段降低，高峰左移。④光感正常：能察觉最暗淡的光量。⑤图形视诱发电位显示 P100 波振幅降低，潜伏期延长。

21 儿童弱视的检查与诊断

儿童弱视的检查和诊断主要包括视力筛查、屈光检查（散瞳检影法）眼位及眼球运动，立体视觉检查等等。

视力筛查是早期发现弱视的最好方法。眼保健医师可定期在幼儿园进行一定规模视力筛查。眼科临床指南中指出，由于大脑必须同时接受来自两眼均衡，使视网膜形成清晰焦点的图像刺激，视路才能正常发育，这是定期视力筛查的基本理由。如果中枢视觉的缺陷，视觉功能降低，就会产生弱视。一般认为儿童视觉发育的关键期<2 岁，对视觉的敏感期<12 岁，而美国学者认为10 岁以下儿童的视路发育具有可塑性，制定了学龄前视力筛查制度，确保弱视儿童能尽早进行治疗。

屈光检查：通过散瞳检影法能够做出诊断并分类。①判断视力在正常范围：5 岁以下儿童，两只眼屈光度数相等，远视≤+3.00DS，没有散光，眼底屈光间质正常。散瞳后矫正视力达 0.8~1.0。②视力低常：目前临床上将经过准确散瞳验光，屈光度与相同年龄段儿童相似，但视力偏低的儿童，被视为视力低常，经过 3~6 月的观察视力逐渐恢复。例如3~4岁视力在 0.6 左右，5~6 岁视力在 0.8 左右，需要追踪观察。③视力异常：最为常见的是屈光不正和弱视。轻中度近视者弱视较为少见，矫正视力可达 1.0~1.5。屈光不正性弱视诊断标准：远视≥3.00 DS，近视≥6.00 DS，散光≥2.00 DC，矫正视力不能达到与年龄相当的水平；屈光参差弱视诊断标准：球镜相差≥1.50 DS，柱镜相差≥1.00 DC。

眼位及眼球运动检查：排除斜视，一般认为远视性屈光不正的弱视与内斜视关系密切，近视与外斜视之间没有明显的必然关系。

立体视觉检查：立体视觉初步筛查通常采用 Lang立体图，Titmus、同视机传统立体图片，贴近儿童生活中熟悉的动物或图形，容易做出判断。例如 Titmus 立体图检查时，孩子戴上配备的偏正光眼镜就能辨别出蝴蝶或苍蝇距离自己近了，快要飞起来了，这对孩子既有吸引力又能为大夫很方便快速检测到立体视觉。近几年来，同视机的随机点立体图片已经逐步代替了传统画片立体视检查，同视机随机点立体图不同于通过经验、图像的颜色、大小以及距离等来判断的传统立体视，没有单眼线索。因此应用随机点立体图能测定整体立体功能。并能定量测定立体视觉800秒~60秒，正常儿童应该达到100秒~40秒。

22　儿童弱视的治疗

儿童弱视治疗的最佳年龄是学龄前（3~6岁），Campos指出：经典的弱视治疗方法不应废弃。目前最为经典和规范弱视治疗方法主要包括：①正确的矫正屈光不正。②遮盖优势眼，强迫弱视眼注视。③加强双眼视觉功能训练，提高视力。

治疗中有一些重要环节需要注意：①早期发现、早期治疗是获得良好疗效的关键。目前在大中小城市的幼儿园中，我们对于中班和大班的幼儿进行定期视力筛查，基本能做到及时将发现视力异常和视力低常的患儿转诊，到医院眼科进行进一步确诊，基本形成了儿童眼保健的一套工作模式，这为早期进行有效的弱视治疗提供了重要的前提。②对于视力异常和视力低常≤7岁的儿童，常规采用1%阿托品眼膏每日3次连续3天或每日2次连续5天，在睫状肌麻痹下进行屈光检查，佩戴合适的矫正眼镜。对于先天性白内障引起屈光介质浑浊的疾病应尽早手术治疗，当患儿还没有发生眼球震颤之时就施行了白内障手术，术后通过积极配镜和弱视训练能获得更佳的疗效。③对于大多数单眼弱视患儿或双眼视力不相等的患儿，遮盖优势眼，强迫弱视眼注视，可根据双眼视力相差的程度和年龄大小来选择遮盖的时间，原则上年龄越小，双眼视力相差的程度越小，遮盖好眼的时间就越短。④视觉刺激疗法和精细目力训练：如采用视刺激仪 CAM 或描图等等训练，目的都是为了缩短弱视治疗的疗程，训练时务必戴矫正眼镜。如果有近视性屈光不正的患儿不必强调该种训练，以防加重近视眼的进展。⑤手术矫正斜视，应在弱视治疗后双眼视力相等或弱视眼获得最大矫正视力后进行。⑥对于年龄大于 12 岁的儿童，尚无特效疗法。如果没有采用过遮盖疗法，可试行规范的遮盖治疗，半年后确实无效才能放弃。

国内国际在弱视治疗方面的研究方向：在动物模型上，斜视性弱视和剥夺性弱视在视皮质和外侧膝状体的定位是 20 世纪最重要的研究成果。Sireteanu 的功能磁共振（fMRI）研究显示：剥夺性和斜视性弱视影响大脑的不同区域。它可以解释相同的治疗对于两种不同的弱视会产生不同的反应。目前对不同类型弱视的发病机制及预后进行研究；重点研究延长视觉系统的可塑性，通过神经影像结合神经递质的生化分析可以对二者的区别提供新的观点并开辟出药物治疗弱视的新方法。一旦促进或阻止视觉功能成熟的神经递质被证实，就可以建立一个预防和治疗弱视的途径；还有利用生物信息反馈法和药物治疗弱视，例如左旋多巴/卡米多巴、胞磷胆碱作为多巴胺的激活物并不伴其他影响，可以作为部分时间遮盖的有效补充，来对那些对单独遮盖治疗无效的患者进行治疗等。

23　儿童弱视的预防

弱视应以预防为主，尽管可以早期诊断，但在现阶段还没有能完全预防弱视发生的手段，特别是无法预防微小斜视产生的弱视。应对孕妇加强围生期宣传教育工作，临产时尽量不用器械助产，减少视觉发育障碍高危群体早产儿和低于胎龄儿的出生。

弱视有一定的遗传倾向，预防应从优生优育着手，禁止近亲结婚，避免由于遗传因素造成先天性白内障。父母一方或双方弱视，孩子患病的概率就大些。作为家长，应尽早地检查儿童的视力，如有怀疑要及时到医院检查，不要错过眼球发育的关键时期，在孩子三岁左右这一阶段，弱视是可以治疗的。

母亲怀孕期间，特别是在胚眼形成阶段，即妊娠的前3个月内，应谨防感冒、发热、风疹、荨麻疹等，一旦发病，应在医生指导下用药，以免对胎儿造成损害；

另外，孕妇应补充充足的维生素；婴儿诞生后，要有检查眼疾的意识，先天性白内障越早查出越有利治疗。

刚出生的孩子，虽然眼球构造正常，但功能很差，必须通过反复地看东西，不断接受外界光和物体形象的刺激才能使视觉逐步成熟。在孩子发育的不同阶段，根据其生理特点，通过到户外活动、接触大自然或者色彩鲜艳色调柔和的玩具等过程接受视觉的锻炼，促进视觉发育。

预防较小的宝宝的弱视可做如下训练：

抓物训练：多让宝宝抓拿玩具，以增加宝宝的注视能力。

眼神训练：让宝宝的双眼追随移动着的、颜色鲜艳的玩具，来增加眼球运动能力，对于年龄较大的孩子，应让他们认识到不应长时间阅读、书写、看电视，以及在过强或过弱的光线下读书。注意距离和姿势。

注意营养均衡。孩子的眼睛和身体一样需要充足、全面的营养。偏食会对眼球的发育造成明显的影响。因为为了眼球的正常发育，一定不能偏食。要多吃青菜、水果以及富含钙、磷的豆制品、海带等，少吃糖果。养成良好的饮食习惯。

与幼儿园保育员、教师、家长密切配合，对学龄前及学龄儿童做好视力和屈光状态普查及常规眼科检查，发现中、高度屈光不正、可疑弱视、斜视等影响视觉发育的各种眼病，应及时就诊和早期治疗。

养成良好的保健习惯，定期查视力（1～2月1次），寒暑假带孩子去医院散瞳验光查视力。平时在家里可训练孩子捡芝麻、穿珠子、描画，锻炼孩子的精细视觉。如发现孩子有远视、近视、斜视已引起弱视，应尽快治疗。

24　急性细菌性结膜炎的诊治原则与预防

　　细菌性结膜炎是细菌在结膜组织中繁殖并引起的炎症反应。急性细菌性结膜炎常见于春秋季，多数为散发性病例。病原体可来自于眼睑，泪道及角膜（内途径），也可通过手-眼接触、性传播及接触镜等感染（外途径）。成人常见致病菌为金黄色葡萄球菌、肺链球菌、草绿色链球菌及 Koch-Weeks 杆菌。儿童最常见致病菌为嗜血流感杆菌、金黄色葡萄球菌及肺链球菌。近来条件致病菌感染增多，尤其表皮葡萄球菌感染应该引起注意。

　　炎症潜伏期一般为 1～3 天。急性起病，症状重。结膜明显充血，结膜囊常有大量脓性和黏脓性分泌物。重症患者结膜有假膜形成或伴有全身症状如发热、不适等。耳前淋巴结肿大者比较少见。结膜囊分泌物的细菌涂片和培养有利于明确致病菌和指导选择敏感药物。治疗原则：以眼局部用药为主：一般首选广谱、强效抗生素，如氟喹诺酮类例如左氧氟沙星眼液或氨基糖苷类抗生素例如妥布霉素眼液和眼膏。急性期采用频繁点药的方法：每 1 ~ 2 小时 1 次，连续滴用24 ~ 48 小时，一般不超过 48 小时，之后根据病情减少次数。全身用药：急性细菌性结膜炎伴有免疫功能障碍患儿，需要根据炎症程度给予口服抗菌药物。预防中注意患儿童通过手-眼接触感染，如果一只眼先发病，点眼药水时勿将患眼的泪水流到健眼，防止感染另一只眼，用的眼液也要分开，预防健眼发病。结膜炎时最好用流动水清洗眼部，切忌用纱布遮盖病变眼，温度升高加速细菌的繁殖，而加重病情。

25　春季卡他性结膜炎的诊治原则与预防

春季卡他性角结膜炎是一类反复发作的免疫性结膜炎。可有明显的季节性，春季发作，秋冬季缓解。患者年龄多为 11 ~ 20 岁，一般病程在 2 ~ 10 年，有自限性。男性多于女性，一般潮热地区高发。发病与免疫反应有关，致病原因可能是对空气中游离的花粉或其他物质发生变态反应所致。无传染性。临床表现为双眼奇痒，孩子经常揉眼，挤眼，有的伴有鼻痒或打喷嚏等。角膜受累时畏光，流泪，异物感。睑结膜充血，结膜乳头增生，典型的乳头呈卵石样，有黏液性丝状分泌物。临床上可分为三型，即睑结膜型、球结膜型及混合型。进行结膜刮片细胞学检查，如发现嗜酸性粒细胞有助于确诊。治疗原则：尽量避免接触致敏原。眼部滴用抗过敏眼药例如萘敏维眼液、依美斯丁眼液等。对于重度患者，可适量短期加用含有糖皮质激素滴眼液，如0.1%地塞米松或典必舒（复方妥布霉素），但须注意用前详细检查角膜情况，有角膜上皮缺损者慎用，并注意眼压是否升高。一般疗程不宜超过两周。预防：发病季节可戴上有色保护眼镜，尽量避免接触花粉、强烈的阳光和烟尘刺激。

26　沙眼的诊治原则与预防

　　由沙眼衣原体感染引起的一种慢性传染性结膜角膜炎。与眼病相关的衣原体为沙眼包涵体结膜炎衣原体，包括三个亚种：沙眼亚种（沙眼衣原体、包涵体结膜炎衣原体）、性病淋巴肉芽肿衣原体亚种和鼠肺炎衣原体亚种。临床表现：初发感染多发生于儿童、青少年时期，常双眼受累。急性期患者有异物感、眼痒、流泪、黏性分泌物等。检查睑结膜大量滤泡形成，睑结膜充血，乳头增生，结膜呈绒布样外观。慢性期结膜肥厚、血管纹理模糊不清、形成结膜瘢痕。睑板肥厚变形，发生内翻倒睫。形成角膜血管翳及角膜小凹。临床分为三期：①进行期：为活动期（Ⅰ期），主要表现为睑结膜乳头增生和滤泡同时存在，上穹隆结膜组织模糊不清，发生角膜血管翳。②退行期（Ⅱ期）：自结膜瘢痕开始出现到大部分结膜瘢痕化，仅存在少许活动性病变。③完全结瘢期（Ⅲ期）：活动性病变完全消失，代之以瘢痕。无传染性。1979 年中华医学会眼科学分会制定的沙眼的断依据：①上穹隆部和上睑结膜血管模糊充血，乳头增生或滤泡形成，或两者兼有。②用放大镜或裂隙灯检查可见角膜血管翳。③上穹隆部或上睑结膜出现瘢痕。④结膜刮片查见沙眼包涵体。在第一项的基础上，兼有其他三项中之一者可诊断沙眼。对于上穹隆及眦角部结膜处充血、少量滤泡形成或少量乳头增生，能够排除其他结膜炎者，可诊断为疑似沙眼。

治疗原则：眼部治疗：滴用 0.1% 利福平、0.25% 氯霉素滴眼液，每日 4 次；夜间滴用红霉素、四环素类眼膏，疗程 10～12 周。全身治疗：急性或严重沙眼患者需全身抗生素治疗。成人口服四环素 250 毫克，每日 4 次，或强力霉素 100 毫克，每日 2 次，疗程 3～4 周。一次性服用阿奇霉素 1 克，作用可维持 4 周。7 岁以下儿童忌用四环素，可服用红霉素或螺旋霉素。

预防：沙眼主要的并发症是造成睑内翻倒睫、睑球粘连或角膜混浊，实质性结膜干燥症等。新中国成立前沙眼是我国致盲的首要原因。新中国成立后经过大力开展沙眼的防治工作，沙眼的发病率大大下降。因此，注意个人卫生，特别注意清洁脸部，可减少患沙眼的机会。注意环境卫生和水源清洁，也可减少沙眼的发生。

27　新生儿淋菌性结膜炎的诊治原则与预防

　　新生儿淋菌性结膜炎又称新生儿超急性结膜炎，是新生儿眼炎中最严重者，曾为盲童的重要致盲原因。多因出生时为母体阴道炎性分泌物或其他被淋菌污染的用品所污染。最常见的致病菌是淋病奈瑟球菌，脑膜炎奈瑟球菌较为少见，葡萄球菌或链球菌偶见。本病为发病极为迅速、传染性极强、对组织破坏性很大的化脓性结膜炎，应以急诊处理。临床表现：常在出生后 2～3 天发病。结膜重度充血，水肿明显，结膜囊大量黄色脓性分泌物（脓漏眼）。常伴有眼睑水肿，耳前淋巴结肿大。角膜缘区的浸润。如治疗不及时，可迅速发生角膜环行脓肿，甚至角膜穿孔，导致眼内炎。部分重症患儿可伴有全身其他部位的感染或败血症。

　　诊断要点：根据淋病病史，临床表现，分泌物涂片或结膜刮片做革兰染色。显微镜下可见上皮细胞和中性粒细胞内（外）的革兰阴性双球菌。

　　治疗原则：分为局部治疗和全身治疗。首先用生理盐水或 1/10000 高锰酸钾溶液彻底冲洗结膜囊，尽量冲净分泌物，可以多次清洗。眼部滴用抗菌药物滴眼液，常用 5000～10000U/ml 的青霉素溶液，或 0.1% 利福平、

0.25%氯霉素及红霉素或四环素眼膏。全身治疗：新生儿给予用水剂青霉素 G 10 万 U∕（kg·d），分 4 次静脉滴注，共 7 天；或用头孢曲松（菌必治）50mg/kg 肌注治疗，一般连续 7 天。患儿父母有淋球菌感染时，也应及时给予相应的局部和全身治疗。

预防：要做好产前检查，凡患有淋病的孕妇，应立即彻底治疗，常用阿莫西林 0.5g，口服每日 3～4 次。婴儿出生后，必须按 Crede 点眼预防法，即在清洁眼睑上的污物后，立即用 0.5%红霉素眼膏涂眼。

28　新生儿泪道不通的诊治原则

先天性泪道异常主要是指胚胎发育过程中胎儿受到某些因素影响，导致泪道发育异常和功能异常，多为管道化过程缺陷。有些患儿同时伴有隐眼畸形、先天性无结膜、上睑下垂、内眦赘皮等异常和全身其他器官的先天异常。在临床上较常见的是泪囊和鼻泪管先天异常或闭锁，泪小点和泪小管缺如或闭锁较少见。

足月婴儿约有 6% 为鼻泪管阻塞，鼻泪管下口被一薄膜阻塞最常发生，使大部分鼻泪管阻塞的原因，一般在新生儿出生第一周泪液分泌前自行穿破，如果未穿破，分泌物潴留，阻塞后流泪分泌物多形成黏液囊肿或有脓性分泌物形成新生儿泪囊炎。临床表现：①流泪。由于流泪可造成内眦部皮肤潮红、粗糙，甚至出血、糜烂。②常伴有慢性结膜炎、湿疹性皮炎、下睑外翻。
③泪道冲洗不通或不畅，冲洗液反流，甚至有分泌物或
脓性分泌物。治疗原则：新生儿有流泪或泪道黏液性分
泌物时，首先，尽早滴用妥布霉素眼液，每日多次向下
按摩泪囊区，促使鼻泪管下口膜穿破。若无效果再冲洗
泪道，在滴用抗生素滴眼液后用泪道探针探通，开始时
可用较细探针，以后逐渐使用较粗的探针，直到泪管通
畅。或采用激光泪道疏通术治疗。如仍无效可再次激光
治疗疏通，通畅后留置硅胶管3～4个月。伴有慢性泪
囊炎者行泪囊鼻腔吻合术。

　　泪小点和泪小管先天异常的治疗原则：单纯的泪点
狭窄或闭锁可应用泪点扩张器将泪点穿通扩大，若无效
则可做泪小点切开成形手术。泪点外翻和异位的可通过
手术矫正。先天性无泪小管：可行结膜泪囊造口术。泪
小管狭窄阻塞可在泪点扩大后使用泪道探针探通，直到
泪小管通畅。必要时泪小管内留置塑料管支撑，保留3
个月。

　　泪囊炎治疗原则：①眼部滴用抗生素滴眼液，每日
4～6次。滴药前应先挤出分泌物。②可用生理盐水加抗
生素滴眼液冲洗泪道，每周1～2次。③在上述治疗的
基础上，待泪囊冲洗干净后可用泪道探针试行探通鼻泪
管，或采用激光泪道疏通治疗。④上述治疗无效时可行
手术治疗，常采用泪囊鼻腔吻合术，或鼻内镜下鼻腔泪
囊造口术。

29　婴幼儿下睑内翻的诊治原则

下睑内翻指眼睑，特别是睑缘向眼球方向卷曲的位置异常。睑内翻和倒睫常常同时存在。婴幼儿下睑内翻大多数是由于内眦赘皮、睑缘部轮匝肌过度发育或睑板发育不全所引起，如果婴幼儿较胖，鼻梁发育欠饱满，更容易引起下睑内翻。临床表现常为双侧下睑内翻倒睫，患眼有畏光、流泪、刺痛、眼睑痉挛等症状。倒睫摩擦角膜，角膜上皮可脱落，荧光素弥漫性着染。如果继发感染，可发展为角膜溃疡。

治疗原则：婴幼儿下睑内翻一般随年龄增长可自行消失，不必急于手术。早期进行下睑内侧及鼻根部的按摩，如果患儿已 5~6 岁，睫毛仍然内翻严重刺激角膜，流泪增多时，可考虑手术治疗。

30　先天性上睑下垂的临床表现与处理原则

上睑下垂指上睑的提上睑肌和 Müller 平滑肌的功能不全或丧失，导致上睑部分或全部下垂。轻者影响外观。重者部分或全部遮盖瞳孔，则影响视功能。先天性上睑下垂，主要由于动眼神经核发育不全或提上睑肌发育不良所致，为常染色体显性遗传。临床表现常为双侧，但不一定对称。双眼上睑下垂明显的患者眼睑皮肤平滑、薄且无皱纹。有特殊面容：患者常有仰头视物额肌紧缩，牵拉眉毛向上呈弓形凸起，以此提高上睑缘位置克服因瞳孔被眼睑遮盖。由于提上睑肌与上直肌在发育过程中存在着密切关系，因此部分患儿可同时呈现两种肌肉的功能障碍，即常伴有眼球上转运动障碍。先天性上睑下垂伴有内眦赘皮、睑裂狭小等等。临床诊断可根据病史和临床表现可做出诊断。注意鉴别诊断中一种较少见的特殊的先天性上睑下垂和下颌的共同运动，即Marcus-Gunn综合征，由先天性三叉神经与动眼神经中枢或末稍有异常的联系所引起。多为单侧，其特征是当张口或下颌向左右活动时，睑裂发生不同的变化：上睑提起，睑裂开大甚至超过健眼；闭口时上睑又恢复下垂位置。咀嚼时，眼睑随下颌的咀嚼运动不停地瞬目。

治疗原则：先天性上睑下垂以手术治疗为主。如果单眼上睑下垂遮盖瞳孔，应尽早手术避免产生较为严重的弱视，一般2岁以后儿童眼睑发育较为完善，根据提上睑肌的肌力选择施行提上睑肌缩短术或额肌肌腱瓣膜悬吊术。如果为双眼不完全性上睑下垂，视力受累不明显时，可以在学龄前择期手术。

31　儿童眼外伤的常见原因

眼外伤是一种儿童的常见病，其原因多种多样，临床表现千变万化，如果抢救不及时，处理不恰当常常造成严重后果，甚至孩子终生失明，给家庭和社会蒙受经济负担和精神压力。

致伤物体的性质可以是气体、液体或固体，固体物质有金属或非金属，有磁性和非磁性；致伤物体的大小，更是可以直接影响眼部创伤的程度。较为常见的原因：机械性钝挫伤，震荡伤、切割伤、穿通伤、异物伤、炸伤烧伤、辐射伤、应急伤、动物咬伤等等。同一类的伤，伤的性质不同，伤的程度可以相差很远。眼部外伤的范围也不全相同，单一伤、复合伤或多发伤。受伤的地点和周围环境造成伤口受到感染的性质差别甚远。特别是儿童，有时不能将发生外伤的时间、地点和发生外伤的经过描述得很清楚，还需要借助周围人和物体作为佐证进行判断。例如患儿自行玩雷管，火药或鞭炮引起爆炸伤，玩锐器如脏注射针头刺伤眼球。

32　儿童常见眼外伤的急救处理要点

儿童常见眼外伤的急救处理原则：①根据全身伤情分类和处理：全身伤情很重、危及生命，对有休克及窒息现象的患儿，应该先治全身，待生命体征稳定之后，再治疗眼伤。②按照眼外伤的分类和处理：一级急症，必须分秒必争，立即进行抢救；如角膜化学烧伤、热烧伤、毒剂伤，眼球穿通伤合并眼内容物脱出。二级急症，包括眼球穿通伤但无眼内容物脱出，眼部爆炸伤，眼睑撕裂伤，眼部挤压伤、角膜异物等等。三级急症，属于一般性急症，如结膜出血、眼眶骨折等等。③对于伤情原因不清楚，怀疑有眼眶异物或眼球内异物者，作眼和眶部 X 线检查、CT 扫描，眼超声学检查，有助于帮助诊断。

儿童常见眼外伤的急救处理要点：①化学性眼外伤：临床最常见的化学性眼外伤是酸、碱烧伤。严重的酸碱烧伤都会造成眼表组织广泛而严重的破坏，后果严重。一般说来，程度相同的烧伤中，碱烧伤的预后更差。一旦明确的化学致伤物史后，就地尽早用清水或自来水冲洗，清除颗粒样物质，送到医院后眼科大夫用生理盐水充分冲洗结膜囊，清除失活组织或清除颗粒样物质，抗感染治疗，促进上皮愈合，控制溃疡发生和促进愈合，防止并发症。②眼睑皮肤挫伤和裂伤或眼球穿通伤：儿童眼睑部撞伤造成皮肤裂伤，应当立即用手绢或干净的软布纸巾进行压迫止血送到医院，并且安慰儿童不必惊慌、恐惧。彻底清除皮肤污物，嵌进皮肤组织内的多发异物通常需要反复地刷洗并用小刮匙将深部异物剔除。再用双氧水冲洗创面，并用生理盐水冲洗后，皮肤重新消毒后再行缝合。有眼睑血肿、气肿、水肿明显者可采用局部加压包扎，应避免擤鼻涕。破伤风抗毒血清 1500 单位即刻皮下注射。如果发现眼球上有伤口，如角膜穿通伤口、前房消失、变浅，瞳孔形状改变及光反应异常甚至有虹膜脱出等等，切勿对眼球施加压力、避免揉眼。③爆炸伤或眼球内异物：明确爆炸伤还是用锤子敲打金属物件受伤，性质活泼的金属异物长期眼内存留可导致锈沉着症、继发性青光眼和反复发作的葡萄膜炎。如铜、铁、木质异物应尽早行异物摘除术。④泪小管断裂：通常是因为下睑内端撕裂伤时一并将下泪小管损伤，并常伴有内眦韧带下臂的断裂。应尽早一期实施泪小管吻合手术，伤后 1 周的泪小管断裂吻合较难成功，需二期实施上泪道重建手术。有鼻骨损伤时可在耳鼻科医师协助鼻骨复位后，实行内眦再建和泪小管吻合手术。

33　儿童眼外伤的危害与预防

眼科临床指南中特别提到：眼科医师应该向任何年龄的患者建议经常佩戴保护眼镜，即使他们并不需要矫正眼镜。应当在日常生活和对眼部危险性小的体育活动中佩戴美国国家标准研究所认可的标准镜框和聚碳酸酯镜片。从事大多数球类和接触式运动时，应戴聚碳酸酯镜片的运动型护目镜。若从事更高危险性的运动时，还应保护头部和面部。对于进行弱视治疗中单眼遮盖的患者，应告诉他们参加拳击、摔跤、全接触式武术的危险性。还应告诉他们使用枪、气枪、掷镖和鞭炮的危险性。

许多工作和娱乐活动都有损伤眼部的危险。铅笔、剪刀和小木棍这样常见的物体可能对眼就是一个威胁，从动力工具射出的物体可能会导致眼部损伤。在特殊场合应该推荐使用特殊的护目镜、工业用安全镜和面罩。在汽车内系安全带可以降低眼部损伤的危险。给患者开具接触镜的处方应谨慎，因为使用接触镜会增加角膜感染和眼部损伤的危险。

34 眼球震颤的临床特点与治疗原则

眼球震颤为一种有节律的不自主的眼球摆动，它是中枢神经系统、眼外肌、视觉系统和内耳迷路疾病的常见体征。按其震颤节律分为冲动性和钟摆型二类。前者有快、慢相的差别，后者无快、慢相的差别。按其震颤形式分为水平性、垂直性、旋转性和混合性四型。眼球震颤又可分为生理性和病理性两大类。后者按发病时间分为先天性眼球震颤和后天性眼球震颤二型。根据病变发生部位可以分为传入性（知觉性）和传出性（运动性）眼球震颤。知觉性眼球震颤主要是由于视力损害或丧失引起的，如矿工性眼球震颤。运动性眼球震颤损害部位位于大脑额叶至眼外肌的传出通路上。如先天性特发性眼球震颤。眼球震颤又分为显性和隐性两种情况。隐性眼球震颤，当两眼无遮盖时没有眼球震颤，当遮盖一眼时，未遮盖眼显示眼球震颤，原因不明。显性震颤和隐性震颤可以合并存在。

临床表现

（1）**生理性眼球震颤**：发生于正常眼，例如两眼极度向侧方注视时终位性眼球震颤，采用旋转、冷热、注视黑白条纹转鼓或其他刺激所诱发的眼球震颤。

（2）**先天性眼球震颤**：先天性者无症状。其中：①婴儿型眼球震颤：生后即发现眼球震颤，且终生不变。双眼多见，极个别为单眼。部分患儿常以侧头视物为主诉。生后 2～3 个月发病者，有大的摇摆性眼球运动；到 4～6 个月时又有小的钟摆样眼球运动；6～12 个月时，出现冲动性眼球震颤和零点征（双眼处于眼球震颤最轻或完全消失位置，即为零点位，或称中间带）。常为水平摆动性，偶为斜向性、旋转性或混合性。震荡的频率较高。可伴有点头动作。可发生代偿性头位异常，面部总是转向快相侧，双眼转向慢相侧而形成慢相侧的侧视现象，是为了使双眼处于眼震的零位。②隐性眼球震颤：隐性眼球震颤为双眼睁开时无眼球震颤，遮盖一眼后可诱发双眼眼球震颤，震颤为冲动型，快相向注视眼一侧。多合并有斜视或弱视。显性隐性眼球震颤常发生于一眼有斜视或视力下降的儿童中，为双眼睁开时非注视眼或视力差的一眼起到遮盖眼的作用，因此仅用一眼注视，就出现眼球震颤。快相指向注视眼。③眼球震颤阻滞综合征：为先天性冲动性眼球震颤合并内斜视。婴儿早期出现眼球震颤时，采取注视眼内斜视来减轻或消除眼球震颤。

（3）**后天性眼球震颤**：视力严重丧失，可因致密的白内障、外伤、锥体营养不良引起。表现为单眼及双眼眼球震颤。可见于中毒及代谢性疾病，如酒精、锂、巴比妥酸盐、苯妥英钠、水杨酸盐及其他抗惊或镇静药中毒。也可见于维生素 B_1 缺乏时，及神经系统疾病，如丘脑出血、肿瘤、卒中、外伤、多发性硬化等。

治疗原则

（1）**婴儿型眼球震颤**：①矫正屈光不正，尽量提高视力。②应用增视疗法弱视者，提高视力。③对于小角度的面部转动代偿头位，佩戴三棱镜，其基底朝向面部转动相反。④对于大角度的面部转动代偿头位，而且固定在一定的方向时，可行眼肌手术，将零点位所在一侧的水平直肌后退，其对侧水平直肌缩短，使零点位转移到正前方。

（2）**隐性眼球震颤**：矫正屈光不正，尽量提高视力。应用增视疗法弱视者，提高视力。如果伴有斜视，并有症状时，可考虑眼肌手术。眼球震颤阻断综合征：对于大角度面部转动代偿头位时，一般采用手术矫正内斜视。后天性眼球震颤：必须找出原发病因。

35　儿童眼保健的管理

儿童眼保健就是根据儿童眼及视功能的发育特点，

开展保健和医疗工作，预防和及时治疗可能影响儿童视功能发育的各种因素，保护视力、恢复视力和增进视力，保障儿童眼的健康，以求视觉发育达到最佳状态。

目前我国儿童眼保健工作管理过程中存在的主要问题包括：

（1）缺乏工作指标要求，服务覆盖率和视力异常矫治率有待提高。

（2）缺乏区域性技术协作，妇幼保健机构专项技术力量不足，儿童眼保健工作有始无终。

（3）儿童眼保健群体工作滞后于眼科临床医学的发展，与妇幼保健其他工作衔接不够。

（4）妇幼保健机构工作人员眼保健知识普及不够，在日常保健工作中缺乏眼保健意识。

（5）大众普遍缺乏儿童眼保健知识，推广眼保健工作存在较大困难。

因此，解决儿童眼保健管理问题的可能途径包括：

（1）加大管理力度，完善儿童眼保健工作管理指标。在妇幼卫生工作指标中应增加反映儿童眼保健工作情况的相应指标，从而提高各级妇幼保健机构对儿童眼保健工作的重视程度，促进工作的开展。

（2）加强国家一级对妇幼保健机构中儿童眼保健工作人员的师资培训，并在其他的相关业务培训中加入有关儿童眼保健的内容，在广大的妇幼保健工作人员中普及儿童眼保健知识。

（3）成立地区性儿童眼保健专家组，进一步规范儿童眼保健技术服务。

（4）由妇幼保健机构儿童眼保健专业人员、儿童保健管理人员、儿童眼科专业人员组成，对该地区儿童眼保健工作提供技术支持。

（5）建立区域性儿童眼保健技术协作组，提供从视力筛查到弱视治疗的一条龙服务。

在地市一级可以建立儿童眼保健工作协作组，由妇幼保健机构牵头，联合当地有条件开展儿童眼科的医疗机构、托幼园所、社区医疗中心等组成业务管理和服务网络。妇幼保健机构可以负责对视力异常儿童的筛查（有条件的可以从事验光）、治疗患者期间的视力监测及调整治疗方案；儿童眼科专业机构负责病例的确诊和制订总体治疗方案、斜视的手术治疗和在常规眼保健过程中发现的器质性眼病的诊治；社区医疗中心和托幼园所负责提供家庭式弱视治疗。同时制订地区性统一使用的转诊单，用于眼保健技术协作单位之间的转诊，形成儿童眼保健服务的绿色通道。

第二章
儿童耳鼻喉常见疾病与保健

36 小儿常见外耳道异物的防治

小儿常常喜欢将豆豆、玩具上的小零件、小石头等小物件塞进耳朵里；昆虫也可飞入或爬入外耳道内，这都称为外耳道异物。小而无刺激性的异物如小石头、小球、玩具小零件可长期存留而无任何症状；较大的异物则可引起耳痛、耳鸣、听力下降、反射性咳嗽等症状。由于活的昆虫等动物性异物可在耳道内爬行骚动，可引起剧烈耳痛和耳鸣；而植物性异物遇水膨胀后，可压迫外耳道，引起耳道的炎症和刺激，引起胀痛。一般异物位置越深，症状越明显，靠近鼓膜的异物可压迫鼓膜，发生耳鸣、眩晕，甚至引起鼓膜及中耳损伤。

发现外耳道异物应该及时取出。取出异物的方法应根据异物的大小、形状、位置、性质、是否合并感染以及患儿的年龄而定。圆形光滑的异物如小球、小豆，可用异物钩或小刮匙等器械顺空隙越过异物将其钩出，切勿用镊子夹取，以防将异物推向深处，嵌在耳道峡部或损伤鼓膜。细小的异物则可用冲洗法洗出。

对于活的昆虫等动物性异物，可先滴入甘油或香油将其淹毙，或将2％丁卡因以及对皮肤无毒性的杀虫剂等滴入，使其麻醉瘫痪后用镊子取出或冲洗排出。对飞虫也可试行用亮光诱出的方法。已泡胀的异物，先用95％酒精滴入，使其脱水缩小后再行取出。易碎的异物则可分次取出。对不合作的患儿，可在全身麻醉下取出异物。异物过大或嵌入较深，难以从外耳道取出时，可作耳内或耳后切口，取出异物。如外耳道有继发感染，应先进行抗感染治疗，待炎症消退后再取异物。异物取出过程中，如因损伤外耳道而出血，可用碘仿纱条压迫止血，涂以抗生素软膏，预防感染，次日再取出异物。

外耳道异物重在预防，主要是教育儿童不要往耳朵内塞入异物，一旦发现外耳道内有异物，家长切勿在家中处理，以免异物位置变深不易取出，一定要到医院的耳鼻喉科就诊，请医生帮助取出异物。

37　小儿外耳道湿疹的治疗

外耳道湿疹是由于一些致敏原如牛奶、鱼、虾等，引起外耳道皮肤过敏所产生的疾病。患外耳道湿疹的小儿多为过敏体质，当接触一些致敏原（即引起过敏的物质），如含蛋白质较多的食物：牛奶、蛋类、鱼、虾等；以及经呼吸道吸入的花粉、尘螨、动物羽毛和皮屑等，就会引起过敏反应而出现外耳道湿疹。小儿消化不良、肥胖、肠道寄生虫感染或预防接种也会引起外耳道湿疹。此外局部使用肥皂、穿着化学纤维及丝毛织物等也可引起外耳道湿疹。当患有慢性化脓性中耳炎，脓液的长期刺激或是外耳道使用了某些药物刺激也均可导致外耳道湿疹的发生。

外耳道湿疹的表现是外耳道皮肤出现红肿、瘙痒、流水等症状，有时还可以看到由粟粒样小丘疹融合成的红斑，甚至形成小水疱。小儿多因奇痒而导致耳郭抓伤，皮肤抓破后溢出的黏稠浆液性分泌物，多会凝结成半透明的痂皮。如果发生感染，就会出现脓肿甚至形成溃疡。一般外耳道湿疹在没有并发感染时不疼，只有痒感。

如果已经发生了外耳道湿疹，在治疗方面首先要针对病因进行治疗。寻找病因，避免食用或接触致敏物质，注意调节饮食，减少外界刺激。药物治疗可口服抗过敏药物，如氯苯那敏、苯海拉明等，补充钙剂和维生素 C；患处皮肤用 3% 双氧水清洗后，涂布 1% 氯霉素氧化锌油或氟轻松软膏；并注意保持患处皮肤干燥，清洁。如合并感染，酌情使用抗生素。

婴幼儿外耳道湿疹易于反复发作，一般 2～3 岁会逐渐减轻或自愈。

38 先天性耳前瘘管的治疗

有一些小儿的单耳或双耳的耳前可以看到一个小眼儿，这就是老百姓常说的"仓眼"，医学上叫做先天性耳前瘘管。一般有遗传倾向。有的人终身不感染。如果在耳前瘘管周围或耳朵的前方反复红肿甚至形成脓肿，就需要手术治疗。

先天性耳前瘘管是在胚胎发育期，形成耳郭的第一、第二腮弓时由于融合不良或第一腮沟封闭不全即引起先天性耳前瘘管。耳前瘘管多单独发生而不伴有其他外耳畸形，仅有少数患者同时伴有腭裂、副耳郭、耳郭发育不全、遗传性耳聋等先天畸形。大多数耳前瘘管开口于耳轮脚前，多为单侧也可为双侧，轻的仅在耳前有一凹痕，重者瘘管可以有广泛的分支，形成多个盲管，管壁被覆复层鳞状上皮，偶有和中耳或颞下颌关节相通；少数患者瘘管可以开口于耳甲腔、外耳道或乳突皮肤上。

先天性耳前瘘管一般平时没有自觉症状，有时常分泌一种白色乳酪样分泌物，可以有臭味。有家长将这种白色分泌物误认为是瘘管化脓了。其实如有继发感染可引起局部皮肤红肿、疼痛甚至形成脓肿，反复感染破溃，可使瘘口周围的皮肤形成明显的瘢痕。有的耳前瘘管位置很低，可穿过耳郭软骨与面神经走行相交错，有时可引起眼斜嘴歪等面瘫表现。

对于没有感染的耳前瘘管不必处理，而对于继发感染的耳前瘘管，在应用抗生素的同时局部外敷鱼石脂软膏，如有脓肿形成，须切开引流放出脓液，在感染控制后手术切除瘘管。手术应力求一次切除干净，必要时切除少许软骨，否则极易引起复发。通常不会因为手术切除部分软骨而造成耳朵变形。

39　耳痛的鉴别诊断

小儿常有突然喊耳朵痛的情况发生，那么什么疾病可能导致孩子耳朵痛呢？外耳道炎、外耳道疖子或急性中耳炎都可以造成孩子耳痛发生。

（1）**耳道炎**：外耳道炎是外耳道皮肤和皮下组织广泛性炎症，多发生于内 2/3 骨部，可分为急慢性两种，小儿好发于夏季。

病因：①水液浸渍皮肤：尤其是夏天游泳耳朵进水后出现。②外伤。③变态反应。④小儿上呼吸道感染，耵聍分泌过多或过少，破坏了外耳道保护防御功能。⑤全身性疾病如营养不良、贫血、内分泌紊乱等。

临床表现：①剧烈耳痛。②耳堵塞感。③可伴有轻度全身不适。④查体：耳屏压痛，耳郭牵拉痛（这是与中耳炎最易区分的临床表现），外耳道骨部弥漫性充血、肿胀继而出现糜烂，表面有浆液样渗出，可有臭味；外耳道环行狭窄，可见有耵聍嵌顿或白色脱屑堆集，清理易出血，可伴耳周水肿，耳前或耳后淋巴结肿大。

治疗计划：①全身应用抗生素。②抗过敏治疗。③局部清洁外耳道。④治疗全身性疾病。

预后：处理得当，预后良好，否则会转为慢性甚至向耳周扩展。

预防：保持外耳道清洁，不要用脏手掏耳，避免外伤；及时治疗全身性疾病。

（2）急性化脓性中耳炎：是中耳黏膜急性化脓性炎症，主要致病菌为肺炎链球菌，流感嗜血杆菌，溶血性链球菌，葡萄球菌，铜绿假单胞菌等，前两者小儿多见。

病因：①小儿咽鼓管短、粗，咽口近水平位，细菌易侵入。②机体抵抗力低下。③咽部淋巴组织丰富，中耳与其毗邻。④中耳局部免疫功能不全，防御能力差。⑤哺乳位置不当或乳汁流出过急，婴幼儿吞咽不及，进入中耳。

临床表现：①全身症状重，急性病容，发热等。②剧烈耳痛，小婴儿可表现为搔耳、摇头、哭闹不安。③耳痂：初期为浆液性，后为黏液脓性乃至脓性，有时可伴有血性。④听力减退、耳鸣。⑤查体：早期鼓膜松弛部充血，锤骨柄及紧张部周边可见放射状扩张血管；而后鼓膜弥漫性充血，呈暗红色，标志不清，鼓膜全部或部分向外膨出；穿孔一般位于紧张部，可见搏动性亮点，乳突尖或骨窦区有压痛。但中耳炎通常没有耳道的牵拉痛。

治疗原则：①应用足量抗生素消炎。②1%麻黄素滴鼻，保持鼻腔通畅。③局部清洁耳道，以抗生素滴耳。④病因治疗。

预后：治疗及时，引流通畅，炎症消退后穿孔可自愈，听力可恢复正常。治疗不当，可遗留鼓膜穿孔，转为慢性炎症，甚至引起并发症。

预防：①锻炼身体，增强体质。②广泛开展预防接种。③宣传正确哺乳姿势及方法。④若遗有穿孔，禁止游泳，禁止耳内进水。

40　小儿急性中耳炎的防治

每到季节交替时节，家长们常遇到这样的情况，玩耍中的孩子突然喊耳朵痛，有的甚至哭闹不止，让家长们倍感紧张。有些家长则发现他们的孩子听力有点不好，说话老打岔，看电视需要比以往大的声音。到医院经过检查，医生说是得了中耳炎。中耳炎是怎么回事？医生给孩子开了点鼻子的药。为什么中耳炎不开点耳药，反而给开点鼻子药？

通常这种急性中耳炎是指卡他性中耳炎，是中耳腔的非化脓性的炎症。这种炎症分急性和慢性两种类型。

小儿的发病率较高。主要是因为中耳是一个含气的腔，腔内有一定的压力，而腔内压力是靠一个鼻咽腔和中耳腔相通的管子—咽鼓管来调节。当某些原因如呼吸道感染时，鼻腔、咽部炎症就可引起鼻、咽黏膜肿胀，使咽鼓管堵塞，导致中耳腔的压力发生改变，负压变大，使中耳腔出现渗液，引起中耳炎。当小儿的机体抵抗力差，咽鼓管的功能不够完善，加上小儿的咽鼓管在解剖上较成人相对地宽、短、平、直，炎症易从鼻咽腔侵犯至中耳腔。所以小儿中耳炎发病率高。

中耳炎的表现主要是耳闷、耳痛、听力下降。如果是因为感冒引起的，常常是在感冒后 1～2 周出现上述症状。小婴儿不会表达，可表现为哭闹不安，抓耳或摇头。大些的孩子可诉说听不清、耳朵堵及耳痛。检查时可发现耳膜充血，活动度减低，有的可见液平面或气泡，听力检查为传导性听力下降。

中耳炎的治疗分局部用药和全身用药。局部用药尤其是鼻部用药—即针对中耳炎病因治疗。鼻腔可用减充血剂如达芬霖喷鼻剂或 0.5% 麻黄素滴鼻液，其目的是收缩鼻腔、鼻咽部的黏膜，减轻咽鼓管黏膜肿胀，保证咽鼓管的通畅，使中耳炎尽快恢复。如果有耳痛及鼓膜急性充血表现，可用 1% 酚甘油滴耳。同时全身症状重可给予全身用药，如抗生素等药物对症治疗。

中耳炎要注意预防为主。注意预防呼吸道感染，以免呼吸道炎症经咽鼓管蔓延而引起中耳炎。另外小儿腺样体肥大也可阻塞咽鼓管引起卡他性中耳炎必要时可手术治疗。

41　新生儿后鼻孔闭锁的诊断及治疗

先天性鼻后孔闭锁的发病率为 $1/7000 \sim 1/8000$，女孩多于男孩，约为两倍。新生儿出生后是以鼻呼吸为主，双侧后鼻孔闭锁的患儿主要表现鼻塞，出现周期性的呼吸困难甚至窒息，但是憋气可促使患儿张口啼哭，吸进了空气就缓解了呼吸困难。一般一个月后可逐渐习惯用口呼吸以及片刻吮奶、片刻呼吸的交替动作。但是在吮奶、呼吸的交替中很容易发生呛奶、误吸。过去处理该类情况常用奶嘴上剪一个小孔吸吮或气管插管、气管切开，但是效果都不尽如人意或容易产生并发症。因此新生儿双侧后鼻孔闭锁再通术应视为急诊尽早手术以建立生理性呼吸。手术方法分经腭及经鼻腔两种途径。前者因可以较好地暴露后鼻孔闭锁的位置、彻底切除闭锁的间隔适用较大的儿童及单侧后鼻孔闭锁，但是有可能影响患儿腭的发育造成牙齿的畸形。新生儿及小婴儿一般不采取这方法。鼻内镜的应用已经大大减少了经腭进路行后鼻孔闭锁再通术。但是小婴儿的鼻腔狭小，内镜及手术器械在狭小的鼻腔内操作确有一定的难度，而且在基层医院也很少配有适于小婴儿用的细的鼻内镜，因此用一根与鼻道屈度相似的穿刺针刺破闭锁的膜或骨质，然后再施以金属尿道探子依次扩张至与前鼻孔等大，置入硅胶管，保留 3 个月至半年不失为一简单、易操作的方法。

单侧鼻后孔闭锁有时常因另一侧可维持鼻呼吸而未被家长或医生所认识，甚至有的到了几个月或几岁后才发现。有的一侧鼻塞则一直当作鼻炎治疗。因此当鼻塞、鼻腔内有胶冻样的分泌物时应高度怀疑此病。用美兰做指示剂从前鼻孔注入，检查咽部有无着色或用导尿管从前鼻孔导入经后鼻孔能否到达咽部即可诊断。鼻CT 可进一步明确闭锁的类型及厚度。现在纤维鼻咽镜的广泛应用使得诊断更加明确而快速。

42　小儿鼻出血的常见原因与处置

小儿出鼻血是个很常见的现象。在夏天气候炎热和冬天室温干燥的季节，小儿鼻出血的现象更多，特别是有的小儿经常在夜间流鼻血，家长们不能不为此而担忧。

小儿鼻出血的原因很多，一般来讲 2 岁以前的小孩很少有鼻出血，因为这一年龄段的小孩鼻腔的毛细血管网发育还不健全。小儿鼻出血的部位多是在双侧鼻中隔前部的毛细血管网区，也叫黎氏区。这个血管网很表浅，分布在鼻中隔的黏膜层，当鼻腔黏膜干燥、毛细血管扩张、鼻腔炎症或受到刺激时就容易出现鼻出血。如各种鼻炎、鼻窦炎、鼻结核、鼻梅毒、鼻外伤、鼻中隔偏曲、鼻异物、鼻肿瘤等；或气候条件差，如空气干燥、炎热，气压低、寒冷、室温过高等都可以引起鼻出血，同时某些全身性疾病如发热、高血压、动脉硬化、白血病、血小板减少性紫癜、再生障碍性贫血等，也可以引起鼻出血；另外有的小儿有用手抠鼻孔的不良习惯，鼻黏膜干燥时很容易将鼻子抠出血；在饮食上挑食、偏食、不吃青菜，可以造成维生素的缺乏而致鼻出血。

鼻出血的表现多为血从前鼻孔流出，或经后鼻孔流至咽部，出血量大时两种情况可同时发生。有时鼻血流至咽部，可表现为"吐血"。当鼻出血严重时，较多的血被咽下，刺激胃部后可引起腹痛、面色苍白、出虚汗并呕吐咖啡样物，这是由于胃酸与血液发生反应而变成咖啡色。有的小儿还可出现黑便。当出血量过大，就可引起失血性休克，危及生命。长期反复出血还可造成贫血，应该引起重视。

鼻出血是急症，一旦发生出现要及时止血。简单的方法是将出血的鼻孔塞上经消毒的棉花球或用拇指和食指捏住双侧鼻翼，也可以用食指压迫患侧鼻翼 5～10 分钟压迫止血。此时尽量使孩子安静，避免哭闹。最好让孩子取坐位，头稍向前倾，尽量将血吐出，这样既可以知道出血量的多少也可以避免将鼻血咽进胃里，刺激胃引起腹痛及呕吐。如果出血量较大，有出血性休克前兆时，如面色苍白、出虚汗、心率快、精神差等应采用半卧位，同时尽快送到医院进行治疗。

到医院后医生会根据鼻出血的部位及出血量的多少给予相应的处理。小儿鼻出血多发生在鼻中隔的前三分之一的李氏区。若此处反复出血可用冷冻、激光、微波及化学药品进行局部治疗。较少量的鼻出血也可用含1%麻黄素滴鼻剂滴鼻，通过收缩血管达到止血的目的。应着重强调的是鼻出血的治疗要从病因着手，如果是各种鼻炎引起的鼻出血要先治疗鼻炎；外伤或鼻异物引起的鼻出血就要处理外伤、取出异物；如果是全身性疾病引起鼻出血如猩红热、上呼吸道感染以及血液病如白血病、血友病、血小板减少性紫癜等则要针对这些疾病治疗。

鼻出血的预防要从多方面进行。当小儿患鼻炎、鼻窦炎时要及时治疗；发热、咳嗽时给以降温、止咳；有抠鼻子的坏习惯的孩子要尽快改掉；同时教育小孩不要偏食，少吃巧克力糖等易上火的东西，多吃蔬菜水果，在夏天气候炎热季节，注意多饮水，不要在太阳暴晒下室外活动；冬季室内空气干燥可使用加湿器、开窗通风，不要让室温过高；对于经常鼻出血的患儿可在鼻腔内涂石蜡油、金霉素鱼肝油等等这样可使得鼻黏膜湿润；有的孩子常常晚上鼻子出血，可在睡觉前用棉签蘸上金霉素软膏在鼻腔内涂上薄薄的一层，这样可以治疗鼻黏膜的干燥，有效地减少鼻出血；当鼻出血量较多不容易止住血时，要及时送往医院就诊、处理。家长们也要学会鼻出血的简单处理方法，以免遇到鼻出血时惊慌失措。

43　小儿鼻腔异物

一些本不是鼻腔里的东西进入鼻腔就称为鼻腔异物。引起鼻腔异物的原因很多。有的小儿把一些小玩具、豆子、花生、瓜子、珠子等小东西塞进鼻腔；或是小虫子飞进或爬进鼻腔里；或者咳嗽、呕吐时，食物残渣反流至鼻腔内；还有鼻外伤时，外来的异物通过伤口进入鼻腔内，都会引起鼻腔异物。学龄前后的儿童，鼻腔异物的发病率较高。

鼻腔异物的种类多种多样，其表现也不尽相同。一般来讲一些圆形金属的、塑料的或玻璃的异物，因其刺激较小，可存在鼻腔内较长时间而无炎症表现。但多数异物会引起炎症，可表现为单侧的鼻塞或流黏稠的黄涕或有臭味的带血粘鼻涕。有些异物（如植物类、纸团、橡皮等）可因吸收水分使体积膨大，较短时间内就可以出现较重的鼻塞症状。时间较长的，可刺激周围组织产生肉芽。鼻腔异物长期存在鼻腔内会引起鼻腔发炎，并可继发鼻窦炎，鼻出血等病症。有时异物还可在鼻腔内活动，尤其是异物从鼻腔掉到口腔内出现咳嗽，误呛入气管，就会导致气管异物的发生，甚至危及生命。

由于小年龄儿童不能述说异物史，家长应注意观察孩子，如果出现一侧鼻塞，特别是流脓性有臭味的鼻涕和擤鼻疼痛等。就要注意是否有鼻腔异物。但家长们也不要惊慌，不要随便用东西掏取，否则不但异物不能取出，还会将异物推向深入，取出就十分困难，甚至会发生意外。会擤鼻子的小儿，可叫其往外擤鼻子，这样小而轻的异物有可能被擤出。如果是较大的异物在鼻腔内，必须去医院就诊取出。

家长们平时要多教育孩子，不要往鼻腔内乱塞东西，以防止鼻腔异物的发生。

44　鼻疖的处置原则

有时小儿鼻子里长了个小包，挺疼的，肿得也很厉害，后来出了脓头。这种病叫鼻疖子。疖子，几乎每个人都长过，它是皮肤上的毛囊因为细菌感染而发炎、化脓所引起。如果疖子长在鼻腔前部（医学上称为鼻前庭处），就称为鼻疖子。鼻疖子多发生在皮脂分泌旺盛的人身上，也很容易发生在有爱挖鼻孔、拔鼻毛这些坏习惯的人身上。当毛囊受到金黄色葡萄球菌和链球菌等细菌感染就会发炎。初起时，发炎的毛囊起一个小红包，有疼痛感，摸着也比较硬。3～5天炎症局限后就在表面长出一个小脓头。脓头破了，脓液流出来。2～3天炎症就可以消退。但是有的人看到出了脓头，常直接用手挤破，殊不知这样的处理，会导致严重后果，甚至会危及生命。

鼻疖不能挤压。因为在人的面部有一个危险三角区，这个三角区是指从鼻根部与两侧口角上方连线所构成的区域。这个区域静脉的构造与其他部位不一样，其他部位的静脉内都有静脉瓣可以控制回流入心脏的血液，而三角区内的静脉没有瓣膜，血液可以在血管内自下而上自由流通。因此，静脉血在受到一定的压力时可以直接进入海绵窦和大脑。鼻疖正是位于这个危险的三角区内。当鼻尖、鼻前孔和上唇感染后，如果挤压，就可能造成炎症扩散，细菌直接侵入海绵窦和大脑，引起危及生命的严重疾病。

如果在危险三角区内长了疖子，初起时，可用热毛巾热敷局部，涂3%碘酒或金霉素软膏，以促使疖肿吸收。当疖肿快熟了（也就是摸着疖子不那么硬了），就可以涂鱼石脂软膏，这样可以使疖子尽早溃破。如果疖子已经成熟，并在表面出现黄白色小脓点时，可以用消过毒的手术尖刀或注射器针头轻轻挑开脓点排脓。有时脓液很黏稠，甚至形成脓性栓塞物，就应将脓栓拔除，以利于脓液的流出，然后涂上消炎软膏，如金霉素软膏或红霉素软膏。也可以每日用75%酒精清洁局部，一天两次。同时可酌情口服青霉素类或头孢类的抗生素，如先锋4、先锋6等。特别注意的是，切忌在疖肿的早期出血切开和挤压排脓。因为在疖肿早期，炎症没有局限、脓肿没有形成，切开后很多血，更容易导致炎症的扩散。

预防鼻疖肿的方法包括：皮脂腺分泌旺盛、面部爱出油的青少年，要经常彻底洗脸，保持面部清洁，尽量减少细菌感染的机会。有拔鼻毛和挖鼻孔的坏习惯的人，要改掉坏习惯。面部经常爱长疖肿的人，可经常服用一些清内热、湿毒的中草药进行调理，不要吃辛辣的食物，并保持大便的通畅。

45　打喷嚏的常见原因与治疗

有许多不同的因素可以导致儿童和成人鼻炎，大约50%的鼻炎病例是由过敏引起，过敏性鼻炎又称变应性鼻炎，是小儿慢性疾病中的常见病，分为常年性和季节性过敏性鼻炎。发病时频繁地打喷嚏通常是这一疾病的典型症状。树木、青草、野草、真菌是导致季节性过敏性鼻炎的主要因素；灰尘螨、蟑螂、猫狗毛及真菌是常年性过敏性鼻炎的主要致病因素。

对于儿童的过敏性鼻炎的鉴别详细的病史和体格检查是最有效的诊断依据。儿童过敏性鼻炎经常被漏诊或误诊为其他疾病如反复性感冒。

典型的过敏性鼻炎的症状包括打喷嚏、鼻痒、清鼻涕和堵塞。鼻塞可以是双侧或单侧，也可以是交替性。鼻塞常出现在夜间。因鼻塞患者常张口呼吸和夜间打鼾，因此睡眠障碍可以提示过敏性疾病的存在。大孩子经常擤鼻子，而小孩子却不然，取而代之他们会表现为吸鼻子、喷鼻息和反复清嗓子。鼻瘙痒可以刺激作怪相、阵痛和挖鼻孔，而最终导致鼻出血。儿童过敏性鼻炎还可以伴有反复鼻窦炎或中耳炎，湿疹或哮喘。有些患者还会抱怨眼睛红、痒，甚至喉痒或耳痒。他们还可以出现嗅觉和味觉丧失。症状的增加常提示着暴露的变应原反应的增加。如割草后或睡羽毛枕头。

随着变态反应的发展，清亮鼻腔分泌物将增多，并且鼻黏膜表面水肿无红斑。黏膜出现潮湿灰蓝。继续暴露在变应原中，鼻甲将肿胀导致鼻道堵塞。经常发现患者结膜水肿、痒、流泪和充血是与过敏性结膜炎相关。鼻腔浓稠的脓性分泌物提示感染的存在，包括鼻窦炎的可能。

严重的病例，特别是在蒿草花粉季节，眼、耳咽管、中耳和鼻窦黏膜可以受累。不适、虚弱、疲乏也可以出现。同时还可以出现其他变应性综合征，如特异性湿疹和哮喘，大约20%病例合并哮喘。

季节性鼻炎因其有明确的接触变应原而突发典型症状，比较容易诊断；常年性鼻炎症状则容易和慢性鼻窦炎、复发性上呼吸道感染和血管舒缩性鼻炎相混淆。

儿童过敏性鼻炎的治疗计划和成人相似。治疗的选择包括环境控制避免接触变应原、药物治疗和免疫治疗。所有病例，治疗的首要目的是控制症状而不改变儿童的正常功能，其次但同等重要的目的是防止过敏性鼻炎后遗症的出现。

（1）**控制环境避免接触变应原**：教育家族避免接触变应原是一个治疗过敏性鼻炎有效的手段。避免在春季户外活动和家里去除皮毛宠物。

（2）**口服抗组胺药**：口服抗组胺药仍然作为治疗过敏性疾病的主要方法。经常应用的有两代抗组胺药：第一代抗组胺药（镇静剂），如苯海拉明、异丙嗪、氯苯那敏等，可以不用处方；第二代抗组胺药（非镇静剂），包括特非那丁、氯雷他定、西替利嗪等，是处方药。镇静剂的问题和给药次数限制应用第一代抗组胺药，并由第二代抗组胺药替代。

（3）**减充血剂**：减充血剂通过作用在 α-肾上腺素能受体使鼻黏膜产生舒缩，缓解鼻塞症状。但是它对其他症状无效，如流涕、鼻痒或打喷嚏。与抗组胺药合用可以获得更好的效果。然而值得重视的是，麻黄碱、β 肾上腺素衍生物和假麻黄碱被认为是"毒品"的生成物，较大儿童应用应有限制。

（4）**鼻喷激素**：鼻喷激素对缓解过敏性鼻炎的鼻塞、流涕、鼻痒和打喷嚏症状有较好的效果。既往常用的鼻喷激素仅适用于 6 岁以上的患儿，现有 2 岁以上即可应用的吸入药物。激素类药物存在有生长发育、下丘脑-垂体-肾上腺抑制和行为障碍等副作用，然而鼻喷激素因其局部作用于鼻黏膜，代谢快，作用持久，没有与激素类同样的副作用也无临床副作用产生。

（5）**肥大细胞稳定剂**：肥大细胞稳定剂如色苷酸钠，可以缓解鼻痒、鼻流涕、打喷嚏和堵塞。然而对充血效果不明显。色甘酸钠有很好的耐受性并能起较好的预防作用，尤其是接触变应原之前。另外，因为作用时间短，需要每天 4 次给药，对于许多家庭来说依从性较差。

（6）**免疫治疗**：变应原免疫治疗是被证实的针对儿童过敏性鼻炎的另一治疗方法，并且当其他治疗不足以控制症状时考虑使用。

（7）**脱敏治疗**：脱敏治疗是用小量渐增的方法使患者与致敏变应原接触，逐渐提高对此种变应原的耐受能力，进行脱敏治疗的前提条件是明确致敏的变应原。然而脱敏治疗的疗程较长，需要反复注射。

（8）**手术治疗**：原则上不主张过敏性鼻炎给予手术治疗，但存在严重的结构异常致局部机械刺激，或影响鼻生理功能的疾病如鼻息肉。现对于过敏性鼻炎导致下鼻甲肥大的患儿可考虑应用微波或射频消融治疗缓解鼻塞症状，但只适用于较大的患儿。

46　新生儿鼻阻塞的原因及处理

新生儿主要的呼吸形式是鼻式呼吸，引起新生儿鼻阻塞最常见的疾病则是新生儿鼻炎，不恰当的治疗可能导致喂养困难甚至患某些威胁生命的呼吸道疾病。

在没有后鼻孔闭锁等结构异常的情况下，新生儿鼻炎时的鼻黏膜水肿可以引起严重的气道阻塞，并需要及时的治疗。鼻炎引起的上气道阻力增加提示与婴儿猝死综合征有关。近来我们注意到患新生儿鼻炎的病例呈现上升趋势。

新生儿鼻炎是一种特殊疾病，它的特征性的症状群包括呼吸粗重，黏液性鼻漏，无法解释的喂养困难。这些患儿出生后即出现症状或出生后不久出现症状。一般发病在秋季及冬季，除了鼻黏膜水肿以外，不存在永久性解剖结构上的改变引起鼻阻塞。感染性鼻炎会出现流脓涕，发热并合并其他症状。过敏性鼻炎表现为打喷嚏，流泪及季节性，并且这些症状对倍氯米松喷剂敏感，这在新生儿期是不常见的。非过敏性及非感染性鼻炎可以出现在幼儿期，伴随或不伴随嗜酸性粒细胞增多。伴随鼻嗜酸性粒细胞增多的鼻炎常合并鼻息肉及水肿。那些不伴随嗜酸性粒细胞增多的鼻炎归于以下几个种类的鼻炎：如血管收缩性鼻炎，黏液性鼻炎，内分泌鼻炎，代谢性鼻炎及药物性鼻炎。新生儿的鼻炎不能归于以上几类鼻炎。因此新生儿鼻炎可以定义为：黏液性鼻漏，低体温的新生儿鼻黏膜水肿导致打鼾，喂养困难，及呼吸道疾病。

关于新生儿鼻炎的诊断必须是在除外患儿先天性解剖异常等疾病的前提下的，新生儿鼻炎主要治疗方法是鼻腔吸引，鼻腔滴用盐水。护理上应保持生活环境的湿润，以及患儿鼻腔的湿润，合理地选择使用空气加湿器以及新生儿鼻腔内使用的润滑软膏。目前有研究表明使用地塞米松滴剂（0.1%溶液）后得到很好的治疗效果，大多数患儿治疗4周内就可以治愈，但由于对如此应用激素副作用的研究还不完善，因此还未在临床广泛应用。

47 小儿鼻炎、鼻窦炎的诊断与治疗

（1）**急性鼻炎**：是鼻黏膜的急性炎症，主要由病毒感染引起，可继发细菌感染。

1）临床表现：①初起鼻腔、鼻咽部干燥，灼烧感，打喷嚏。②鼻塞，流清水涕，后可转为黏脓涕。③全身乏力，发热，头痛。④查体：鼻腔黏膜充血，有清水样或黏脓样分泌物，合并细菌感染可见脓涕。

2）治疗原则：①全身治疗：多饮水，卧床休息，可疑合并感染需全身应用抗生素。②局部使用血管收缩剂。③中药治疗。

3）预防：①流行期间避免与病人接触，减少出入公共场所，注意室内通风。②锻炼身体，冷水洗脸，增强体质，劳逸结合，饮食调和。

（2）**慢性鼻炎**：包括有慢性单纯性鼻炎，慢性肥厚性鼻炎，萎缩性鼻炎，小儿慢性鼻炎多见于慢性单纯性

鼻炎，一般认为是急性鼻炎反复发作而形成，也可能主要与腺样体的慢性炎症有关，后两种较少见。

1）临床表现：①交替性或间歇性鼻塞，尤以卧位时为著。②鼻内分泌物增多。③查体：鼻黏膜肿胀，表面光滑湿润，以下鼻甲肿胀为著，对血管收缩剂反应敏感。

2）治疗原则：①去除病因。②局部血管收缩剂滴鼻。③中药治疗。

（3）急性鼻窦炎：是鼻窦黏膜的急性炎症，常继发于急性鼻炎。

1）病因：①小儿抵抗力低，免疫力差，容易继发于急性感染或上呼吸道感染之后。②小儿鼻腔和鼻窦的黏膜组织脆弱，血管和淋巴管较丰富。③小儿易患鼻变态反应性疾病。④急性扁桃体炎、腺样体炎引起。⑤儿童游泳、跳水，将水吸入鼻腔或擤鼻不当引起。

2）临床表现：①鼻塞、流脓涕，病程超出一周。②头痛。③全身乏力，发热。④查体：中鼻道黏膜充血，中鼻道嗅裂处可见脓涕，鼻窦投影区可及压痛。⑤辅助检查：目前鼻窦CT是较为准确的诊断方法。

3）治疗原则：①全身应用抗生素。②局部滴鼻治疗。③中药治疗。④促进纤毛运动及稀化黏涕的药物辅助治疗

4）预后：治疗及时可完全恢复，治疗不当则导致严重并发症，若炎症迁延不愈可转为慢性炎症，在小儿

治疗方法基本同急性期的治疗，除个别病情严重的年长儿可通过手术方法治疗。

附：鼻炎、鼻窦炎治疗中常用的滴鼻法

滴鼻药直接作用于病变局部而达到疗效，常用的体位有两种。

（1）操作方法

1）头后仰位：病儿平卧，头部突出床缘头后仰，外耳道口与颏尖部成一直线，将药液滴入鼻腔，可同时滴入两侧鼻腔。

2）头低侧位：病儿侧卧，突出床缘头垂下，靠近下肩，将药液滴入朝下鼻腔，然后换另侧再滴药液。

（2）注意事项

1）滴入时注意避免药物流入咽喉，致减低药物的作用或引起不适感。

2）滴管不可触及鼻部以免污染药液。

3）儿童每侧滴入 2~3 滴，滴入后隔数分钟后坐起来，低头将多余药液流出，必要时擤鼻。

48　小儿打鼾的常见原因

许多家长都有这样的经历，晚上发现睡在自己身边的孩子打呼噜。多数人认为是孩子白天玩得太累了，睡得香才打鼾的，不是病。其实恰恰相反，打鼾是一种疾病的信号。

　　腺样体也叫咽扁桃体或增殖体，位于鼻咽部顶部与咽后壁处，属于淋巴组织，表面呈橘瓣样。腺样体和扁桃体　样，出生后随着年龄的增长而逐渐长大，在2～10岁，4～6岁时为增殖最旺盛的时期，青春期以后逐渐萎缩。在正常生理生长期，大多数孩子不会出现呼吸道梗阻的症状。但是当腺样体组织异常地增生肥大时，堵塞了上呼吸道就会出现鼻塞，张口呼吸的症状。尤以夜间加重，睡眠打鼾，睡眠不安，患儿常不时翻身，仰卧时更明显，严重时可出现呼吸暂停，即小儿有短时间的呼吸停顿，甚至惊醒，变换睡姿后再入睡从而使睡眠质量下降，同时血液中氧饱和度不足使大脑处于慢性持续缺氧状态，孩子白天昏昏沉沉，精神欠佳，记忆力减退，学习成绩下降。长期鼻塞呼吸不畅，还能影响心肺功能，严重者可引起肺心病，心肌受损，甚至心力衰竭。由于鼻塞呼吸不畅，长期的张口呼吸还可影响颌面骨的发育，形成特殊面容，即所谓"腺样体面容"，表现为上唇上翘，上齿外眦，上腭高拱，表情呆滞。有的患儿因鼻堵塞还可使发音受到影响，形成闭塞性鼻音，俗语称"囔囔"声。个别患儿还可因腺样体肥大压迫咽鼓管鼻咽部开口，导致中耳炎、听力下降。因此对这个病不可轻视。如果不及时治疗而形成上述的疾病，如颌面畸形，肺心病等，即使切除了腺样体，呼吸通畅了。仍需继续长期治疗其他的病症。

引起小儿引起腺样体肥大的原因很多，包括：①急性炎症可使腺样体组织充血、肿胀、或因化脓而增大；这时患儿可以在短时间内鼻子堵，张口呼吸、出气困难、鼻腔内有大量的分泌物，夜间鼾声如雷，甚至有短暂呼吸停顿，而后深吸一口气。同时常常还伴有全身症状，如发热、咽痛。一般经过消炎后上述的症状大多可消失。但是有部分小儿也可以在某一次重感冒后打鼾和呼吸困难的症状不消失，只是稍微减轻，这主要是因为腺样体对感染的反应性增生所致。②慢性鼻炎、鼻窦炎的分泌物长期反复的刺激而使腺样体增生肥大；这类患儿张口呼吸、睡觉打鼾常常是逐渐发展，由轻变重，或时好时坏。③因过敏反应导致局部水肿而使腺样体肥大；这类患儿多伴有其他器官的过敏反应，如过敏性哮喘、过敏性鼻炎，过敏原多见于花粉，尘螨，冷空气等。④遗传因素。常常这样的小儿他们的父母亲在儿童时代就有扁桃体或腺样体肥大，甚至也因相同的表现而手术切除。因此当孩子出现持续了两个月以上的睡眠打鼾的表现，家长应考虑的本病的可能，及时就医，以免延误治疗。

49 扁桃体切除的适应证

人的咽部有丰富的淋巴组织，聚集成团就称为扁桃体。其中最大的一对就叫腭扁桃体，也就是我们通常所说的扁桃体。扁桃体的表面有 10~20 个隐窝，通到扁桃体的深部，平时这些隐窝里就藏有很多的细菌，但是扁桃体并不发炎，当疲劳过度、着凉、机体的抵抗力下降时，细菌就开始大量繁殖，致病菌就可使扁桃体红肿发炎、化脓。扁桃体不是没用的，它是人体的一个免疫器官，它可抵御侵入机体的各种致病微生物，起到一定的抗病作用。特别是在 4 岁以前免疫功能较强，表现为代偿性肥大，成为人体抵御疾病的重要防线。

扁桃体炎分为急性和慢性两类。当扁桃体急性发作时表现为高热畏寒，头痛，全身无力，嗓子痛的特别明显，尤其是吞咽食物时疼痛加剧，有的患儿为此拒食连水都不喝，还有的患儿可因高热引起抽搐。检查可见扁桃体明显的充血肿胀，表面有灰白色或黄白色的脓点，若融合成片就成一层脓苔，同时伴有颌下淋巴结肿大和压痛。经过抗生素如青霉素、头孢霉素、红霉素和其他的对症治疗，7~10 天痊愈。可有的孩子经常反复发作急性扁桃体炎。一年 4~5 次，甚至一月一次。由于每次扁桃体发炎对身体的消耗很大，常常使得小儿体质很差，消瘦，抵抗力下降，只要一遇天气变化或劳累，小儿的扁桃体就发炎，这样就形成了恶性循环，这种扁桃体反复性的发作对人体是无益而有害的。

慢性扁桃体炎多是由急性扁桃体炎反复发作或局部炎症迁延不愈而致。扁桃体周围的组织和器官（如鼻腔、鼻窦、咽部）的感染也可并发本病。慢性扁桃体炎的患儿如无急性发作一般无明显的不适，少数人只觉得咽发干、发痒、刺激性的咳嗽，扁桃体表现为增生、隐窝口大、隐窝口内可见到黄白色的分泌物或食物栓子。在颈部颌下可摸到如黄豆或枣核大小的淋巴结，无明显的触痛。

出现以下情况时应考虑实行扁桃体切除：①慢性扁桃体炎经常反复发作，一年内发炎 4～5 次以上，每次发炎时全身症状重，有高热、咽痛、扁桃体肿大、充血、表面有脓点以及颌下淋巴结肿大。②曾经有过扁桃体周围炎和周围脓肿的。③扁桃体过度肥大，已影响呼吸和睡眠。也许这样的扁桃体从未发过炎，但是肥大的扁桃体已将咽部堵满，以致患儿吃饭很慢，安静时就出气粗，稍一活动就气喘吁吁。夜间睡着后打呼噜，张口呼吸甚至发憋，有时甚至 1～2 分钟不呼吸，使得大人担心孩子会憋过去都不敢睡觉。如出现这种情况孩子年龄小可以只做一侧扁桃体，以达到解除梗阻的目的。④病灶型的扁桃体炎，也就是因扁桃体炎并发肾炎、风湿性心脏病、心肌炎及风湿性关节炎等。近十几年的研究发现银屑病也与扁桃体有密切关系。这类患者在病情稳定期可以将扁桃体切除。⑤不明原因的长期低烧，扁桃体本身有慢性炎症，在排除了其他内科疾病时可切除扁桃体。⑥扁桃体角化症或上面有结石，息肉样增生、囊肿和其他的良性肿物。⑦扁桃体恶性肿瘤的早期，在无淋巴结转移时可切除扁桃体，但是术后需做化疗或放疗。

扁桃体手术虽是一个小手术，由于它的特殊位置和功能在选择手术适应证上应该持特别慎重的态度。

50　儿童声音嘶哑

人的声音是通过喉部声带的闭合、颤动发生的，而这又依赖于喉部的肌肉、关节、神经共同协调，保证声带的正常运动，使声带能够完全闭合、颤动才能发出悦耳的声音。发音的高低取决于声带的张力；声带颤动幅度的大小决定声音的强弱。因此只要在声门的运动、声带张力及声带的结构上出现任何异常都会引起声音嘶哑，即声嘶。

在儿科引起声嘶的常见原因有：①呼吸道感染：急慢性喉炎可因喉黏膜充血、水肿、肥厚引起声音嘶哑。②变态反应：可造成喉部黏膜的过敏性水肿而导致声嘶。③喉部外伤：如刺伤、撞伤以及过度用声或用声不当造成声带损伤。这不仅可以伤及声带的边缘，严重的外伤还可伤及喉部的肌肉和神经。④喉部肿瘤如喉乳头状瘤，喉囊肿等都可使声门闭合不全造成声嘶。⑤喉返神经麻痹：可致喉肌麻痹而造成声嘶，甚至一点声音都发不出来，即失声。⑥全身疾病：如风湿性关节炎、类风湿关节炎，如侵犯喉部的关节，可使喉运动发生障碍而致声嘶。肾炎、心脏病、甲状腺功能低下、糖尿病都可使声带水肿导致声嘶。重症肌无力使喉肌无力也是声嘶的原因之一。内分泌的改变如青少年的变声期、月经期也可造成声音的轻度嘶哑。

根据一家医院对 4000 余例声嘶儿童的纤维喉镜的检查结果，绝大多数（85％）儿童声嘶是因慢性喉炎引起声带肥厚和声带小结所造成的，年龄多为 4～9 岁。发生慢性喉炎的主要原因是反复呼吸道感染，或急性喉炎发作时治疗不彻底转变为慢性喉炎。有些孩子甚至在急性期仍然过度用声如哭喊、唱歌，也是导致慢性喉炎的重要因素。另外小儿长时间的大声喊叫、哭闹也是引起声嘶的主要原因之一。还应引起注意的是：当小儿由于各种原因出现声嘶后，他们并不知道休声，即减少说话，休息声带，反而会因声音嘶哑更加用力发音。这样势必引起喉室周围的张力过大，久而久之，造成喉室周围肌肉松弛，导致说话、唱歌出声时出现"粗脖子"，以及"青筋"暴露的现象。这种恶性循环往往使得声音更加嘶哑。由于长时间对声带的不良刺激，可在声带边缘的前、中 1/3 处发生创伤性的炎症反应，表现为血管增生，黏膜水肿，发生声带息肉样变，以后逐渐纤维化，形成白色小突起，这就是声带小结。如双侧声带边缘均出现小结，声带就不能很好闭合，以致出现漏气，造成声音嘶哑。

小婴儿出现声音嘶哑甚至失声，有可能是因先天性或后天性声带麻痹所致。声带麻痹多发生于左侧声带，这是由于支配左侧声带的左侧喉返神经在胸腔内的路径较长而易受损伤之故。一旦周围的器官、组织肿胀或发生炎症都可压迫喉返神经，如先天性心脏病和心内膜弹力增生症所致的心脏扩大，以及病毒感染和手术损伤都可造成喉返神经的水肿、变性和损伤而引起声嘶。

青春期是儿童的变声期，一般女孩在11～13岁，男孩在12～14岁。这一时期声带可在长则1～2年，短则数月的时间内发生明显的变化，声带延长、变宽，男孩比女孩的变化更加明显。在变声期中常有声音走调、出怪音、高音上不去等现象，最后男孩的声音变得低沉，女孩可变得声调较高，但也有的女孩变化不明显。正常情况下变声期的声带呈现轻度充血、肿胀、有黏性分泌物，如果在变声期内没有很好地爱护嗓子，就可能出现沙哑。

一般医生在了解了声嘶的病因时，简单地用压舌板压舌头多看不到喉部，因为喉部的位置较低，而喉镜检查是检查声带的常用方法。喉镜检查分为间接喉镜，直接喉镜和纤维喉镜三种方法。间接喉镜是医生用一个小镜子放在小儿的嘴里，在小儿发出"咿"的声音时观察声带，因此施行这种检查对年纪小的孩子很难给予配合。直接喉镜检查是病儿卧位，医生用直达喉镜伸入到嘴里，挑起会厌观察喉的全貌。但这种检查具有一定的痛苦，还有可能引起嘴唇、牙齿、牙龈的硌伤，甚至诱发喉痉挛，因此并不常用。而纤维喉镜检查对小儿是一个既简单方便又能动态观察喉部全貌的方法，因痛苦小而多被患儿和家长所接受。

检查时，医生用一根直径只有 3 ~ 4 毫米，很细的纤维导光束从小儿的前鼻孔或嘴里进入喉部观察声带，几乎没有任何损伤，痛苦很小，且视野清楚，适用于新生儿至成人各个年龄组的患者，目前已经成为小儿喉部检查的常用方法。

声音嘶哑的预防主要是应避免长时间过度用声。当出现了呼吸道感染，急性喉炎时，要彻底治疗，不得延误. 小儿不宜食用过甜，过辣或过咸的食物，特别是已经出现声音嘶哑时更应注意禁止辛辣食品。在变声期的青少年应避免过度喊叫或唱歌。此外，在这一时期，如能注意调节音量和音调，发声时的不适会很快过去。

51　急性喉炎防治

小儿急性喉炎是喉的黏膜和声带的急性感染性疾病，它是由细菌引起的，也可以是由病毒引起的，也可以是细菌和病毒的混合感染，发病常见于冬春两季。小儿由于喉腔狭小，喉的软骨柔软，黏膜和黏膜下组织疏松，淋巴、腺体多，炎症时容易肿胀，使得喉腔更加狭；加上小儿的抵抗力和免疫力较低，咳嗽反射较弱，有痰咳不出来而阻塞喉腔；他们的神经系统不太稳定，受刺激后容易出现喉痉挛，造成喉梗阻，严重的就可以危及生命。

小儿急性喉炎主要表现为声音嘶哑，甚至哭不出声来。咳嗽为"空、空"样，像小狗叫似的。有吸气性呼吸困难，表现在胸骨上、锁骨上、肋间隙出现凹陷，即所谓的"三凹征"。往往在夜间加重，有的就是半夜突然起病，当呼吸困难严重时，可心率增快，血压下降，面色发紫，烦躁不安，甚至因为呼吸困难而不能平卧。喉镜检查发现喉黏膜、声带肿胀，充血。声门裂变小，声门下的黏膜肿胀，气道仅剩一条小缝。

治疗小儿急性喉炎最有效的药物是激素和抗生素。短期的、大剂量的激素会很快使喉水肿消退，可收到明显的效果，同时配合全身应用抗生素以及超声雾化吸入，局部喷1%的麻黄素黏膜收缩剂。一般经过这些治疗大多数患儿在几小时内可以得到缓解，严重的经过保守治疗无效的要考虑做气管切开术，这是挽救生命的一个急救措施。如果感染的细菌为金黄色葡萄球菌，就可以在喉气管黏膜表面有纤维素渗出，并与痰痂所形成的假膜附着在喉气管黏膜上，造成严重的呼吸道阻塞。这时医生就要在气管镜下把气管内的假膜取出，维持呼吸道的通畅。

对于急性喉炎的患儿，应告知家长家庭护理要点：小儿出现发憋时不要惊慌，先要把孩子的衣服解开，带孩子到通风的地方接受凉空气刺激，这样可在一定程度上缓解呼吸困难的症状。同时喝少许凉水，润润嗓子，有痰让其尽量咳出。如果发憋重，有明显的呼吸困难，就要尽快到附近的医院救治。

预防小儿急性喉炎时应注意，在急性传染病的高发季节，家长不要带小儿到公共场所去，像电影院、剧院、商场等，以减少感染的机会。在冬、春季要保持室内空气的流通。小儿抵抗力较弱，要随气温的变化增减衣服。当出现了呼吸道感染时要及时治疗，不要延误。对于反复发作数次的急性喉炎患儿，可指导家长准备一些激素类（如地塞米松、泼尼松）及抗生素类的药物。

52 小儿常见外耳道异物的防治

小儿常见外耳道异物种类很多，如豆类、玩具上的小零件、小石头等，昆虫也可飞入或爬入外耳道内成为异物。小而无刺激性的异物可长期存留而无任何症状；较大的异物则可引起耳痛、耳鸣、听力下降、反射性咳嗽等症状。由于活的昆虫等动物性异物可在耳道内爬行骚动，可引起剧烈耳痛和耳鸣；而植物性异物遇水膨胀后，可压迫外耳道，引起耳道的炎症和刺激，引起胀痛。一般异物位置越深，症状越明显，靠近鼓膜的异物可压迫鼓膜，发生耳鸣、眩晕，甚至引起鼓膜及中耳损伤。

发现外耳道异物应该及时取出。取出异物的方法应根据异物的大小、形状、位置、性质、是否合并感染以及患儿的年龄而定。圆形光滑的异物如小球、小豆，可用异物钩或小刮匙等器械沿空隙越过异物将其钩出，切勿用镊子夹取，以防将异物推向深处，嵌在耳道峡部或损伤鼓膜。细小的异物则可用冲洗法洗出。

对于活的昆虫等动物性异物，可先滴入甘油或香油将其淹毙，或将2%地卡因以及对皮肤无毒性的杀虫剂等滴入，使其麻醉瘫痪后用镊子取出或冲洗排出。对飞虫也可试行用亮光诱出的方法。已泡胀的异物，先用95%酒精滴入，使其脱水缩小后再行取出。易碎的异物则可分次取出。对不合作的患儿，可在全身麻醉下取出异物。异物过大或嵌入较深，难以从外耳道取出时，可作耳内或耳后切口，取出异物。如外耳道有继发感染，应先进行抗感染治疗，待炎症消退后再取异物。异物取出过程中，如因损伤外耳道而出血，可用碘仿纱条压迫止血，涂以抗生素软膏，预防感染，次日再取出异物。

预防外耳道异物主要是教育儿童不要往耳朵内塞入异物，应告知家长一旦发现外耳道内有异物，切勿在家中处理，以免异物位置变深不易取出，一定要到医院的耳鼻喉科就诊，请医生帮助取出异物。

53　小儿气管异物

呼吸道异物是儿科的急症。美国每年约有500名儿童死于呼吸道异物，1岁以前意外死亡的病例中40%是由于呼吸道异物所致。在我国呼吸道异物的发病率也比较高。仅在北京儿童医院每年就有 300～700 例患者因此而就诊。几乎每年都有患儿在送往医院的过程中因为异物阻塞引起呼吸、循环衰竭而死亡。因此应加强防范，当呛入异物后应尽早将其取出为宜。

（1）小儿易发气管异物的原因

1）婴幼儿时期，特别是两岁以下的婴幼儿，恒牙还未萌出，乳牙的咀嚼能力差，无法将口中的食物彻底嚼碎，常见于坚果类食物，如花生米、瓜子、蚕豆、黄豆、大豆等。

2）人咀嚼时，喉部的会厌会像一个盖子一样，盖在气管入口的上方，使异物不易落入气管内。但儿童期情感起伏变化较大，常于进食时由于某种原因诱发剧烈的哭闹或大声说笑，甚至由于跑跳等剧烈活动均可引起会厌打开、气管入口开放，在气流负压吸引的作用下将口中的异物吸入气管内。

3）一些稍大一些的学龄儿童常有口中含东西的习惯，例如：自动铅笔帽、塑料笔帽、玩具、哨等，这些东西均可能成为被吸入气管内的异物。

4）儿童的咳嗽反射能力差，一旦有异物被吸入气管内，靠自身的力量通常都无法将体积相对较大的异物咳出气管。

（2）气管异物的严重后果

1）支气管异物。人类的气管自主气管向下分为左右支气管，以及其下的分支，大多数气管异物都被吸入到其中的一个分支内，或左或右，堵塞一侧支气管，而另一侧支气管仍保持畅通，但此种情况常于很长时间内由于一侧支气管仍能保持呼吸功能，故不会很快出现呼吸困难，因此常常被那些抱有侥幸心理的家长所忽视，未能及时治疗，这种情况常导致严重并发症，如：肺气肿、肺炎、肺不张、气胸、纵隔气肿等。

2）正气管异物，异物堵塞在主气管内，致使患儿无法进行正常肺通气，常于短时间内发生吸气性呼吸困难甚至窒息死亡。

3）双侧气管异物，相对少见，但一旦发生，将会产生和正气管异物一样的后果。

（3）有以下情况时应考虑气管异物的可能

1）在患儿进食过程中；突然地出现剧烈的咳嗽以至于脸色发红甚至面色发青。

2）患儿有呛咳，严重时伴有呼吸困难、面色青紫甚至呼吸停止。

3）当一阵呛咳之后孩子常常出现喘息症状，并且常因体位改变，使得异物位置改变引起患儿一阵阵的咳嗽，多日不愈，按照一般的呼吸道炎症治疗，疗效不明显；

4）在检查中可见双肺的呼吸音不对称，不通畅，胸部透视常可见到一侧支气管阻塞的征象。

医生根据病史及检查多可做出诊断，必要时将进行气管镜检查，这种检查既可明确诊断，又可取出异物。

（4）现场急救方法

1）急救时救护者：取坐位，让小儿面向前坐于救护者的腿上，然后救护者用两手的中指和食指，用力向后上方挤压小儿的上腹部，压后随即放松，重复进行。

2）对年龄稍大一点的小儿，可让其趴在救护者的膝盖上，头朝下，捶其背部。

3）两名救者时，可1人将小儿倒提离地，1人用手拍背，掏咽部，可使异物迅速排出。

上述急救方法专业性较强，家长自己通常无法做到，况且气管异物一旦发生也很难靠上述方法解除，故家长一旦怀疑自己的孩子出现气管异物请及时到医院就诊，以免延误病情。

（5）重在预防

1）3岁以下的小儿尽量不要吃坚果类的食物，如花生、瓜子、黄豆、蚕豆等若非要吃这类食品就让孩子安安静静坐在一边吃。

2）教育小儿进食时要细嚼慢咽，不要一边玩，一边吃，不要狼吞虎咽。

3）进食或口含食物时避免哭闹，家长不要在进食时训斥孩子或逗孩子玩。

4）教育小儿不要将小玩具等含在口中玩，改掉口含东西的陋习。

54　　小儿食管异物的预防和治疗

　　小儿容易出现食管异物。这是因为食管是由黏膜及肌肉构成的，它不是一个直的管道，有三处狭窄段。第一处是食管入口处，这个部位地方有一块肌肉称咽缩肌，平时总是关闭的，只有在吞咽时才张开。第二处大约在食管的中段，由于食管外面有大动脉和气管压迫而形成了狭窄。第三处为食管穿过膈肌处，膈肌是将胸腔和腹腔分隔开的肌肉。这个部位也是因为膈肌压迫出现的狭窄。这三段都是正常的狭窄。一般吃东西时虽不会受到任何影响，但是当吞咽了一些较大的东西，如果核、纽扣、玻璃球、图钉、义齿、纪念章、硬币、硬石块等就可以停留在这些狭窄处，造成食管异物。

　　一般光滑的异物如硬币、纽扣等，若停留在食管内的时间较短，一般不会引起食管损伤；但是带尖、带棱的异物就可以擦伤或扎破食管。当发生食管异物时，患儿大多数出现吞咽困难，或吃东西就吐，并有颈部或胸骨后疼痛，较大的异物还可压迫气管，造成呼吸困难甚至窒息。若长时间不能进食，就会出现脱水、电解质紊乱。如果尖锐的异物穿透食管，损伤了邻近的器官，可以发生食管周围炎，感染化脓后就可能引起食管周围脓肿，还可形成食管气管瘘、气胸，刺破了大血管可以出现致命的大出血等并发症。

孩子较大时，可通过耐心询问确诊食管异物的种类通常年龄较大的孩子，多能够说清楚吃了什么东西，但也有的孩子因惧怕父母责怪而不敢说明情况。所以要，年龄小的患儿出现了原因不明的反复呕吐时，要考虑到食管卡东西的可能，应该及时到医院检查。在诊断方面食管钡餐造影就能使异物一目了然。对于较小的异物，大夫可能在造影剂里加些细的小棉絮，为的是使钡剂附着在异物上，显影会更清楚。

治疗食管异物，一般采用食管里置入一个食管镜，看到异物后直接用钳子夹出。有的异物如带铁丝的小玩具、别针、图钉等，铁钉因带钩、带尖，取出的难度较大，还可能引起食管破裂等并发症。而部分较圆滑的异物，夹取时也易下滑入胃内。现在对这类异物也可以采用拉网的办法，也就是用一根很细的管，头上带有气囊，在 X 线荧光屏显示下放入到食管异物的下方，然后充气呈一球囊，再往出拉，这样往往同时可将异物一并带出。这种方法痛苦较小也比较安全，但只适用于光滑的异物。进入胃内的，体积不太大又不十分锐利的异物，则可被食物包裹，经消化道随粪便排出。家长可让患儿多吃韭菜、芹菜类粗纤维的青菜，这样容易包裹异物，也可减少对消化道的损伤。家长应并注意观察大便，了解异物是否已排出。

当异物较大，如长的铁丝、铁球等已进入到胃内，且难以排出，就要在胃镜下取出异物或请外科大夫行胃部手术取出异物。

　　食管异物对儿童的健康危害大，并容易出现并发症，应该注意预防。要教育孩子不要养成口含东西玩耍的习惯。另外，吃东西时不可太急、太快，更不要边说笑边吃东西，以防止瓜果核类异物误吞。

第三章

儿童听力保健

随着儿童保健工作的深入开展，保健的内容不仅仅局限于儿童营养、体格发育、智力发育等方面，对儿童听力的保健越来越受到重视。由于严重的听力损失，可以影响儿童的语言发育、认知水平以及社会交往，并且给社会带来很大的负担。因此预防耳聋、筛查听力损失，及早干预，对儿童的健康成长具有重要意义。

55 婴幼儿的听觉言语发育

婴儿各器官系统的成熟有一个逐渐发育的过程，在此过程中各个系统之间是相互影响的。如婴儿的听觉言语发育过程与婴儿的听觉神经系统、中枢神经系统以及大脑的发育成熟过程密切相关。了解正常儿童的听觉言语发育过程，可以给予家长正确适宜的指导，同时也能及时发现言语发育延迟的儿童，间接发现听力障碍儿童。

（1）听觉发育：3个月以内的婴儿对 60～70dB（spl）的声音表现为听觉反射行为，主要表现为眼睑反射或全身抖动（Moro 反射），3～4 个月时对妈妈的声音表示关注，以后随着听觉神经系统、中枢神经系统以及大脑的发育，婴儿渐渐可以定位来自水平方向、垂直方向、前后方向的声源。如 4～7 个月从侧面给予 40～50dB 声音，婴儿可直接转向声源，7～9 个月给予 30～40dB 的声音，婴儿可寻找两侧或下面的声源，9～13 月时小声叫名字，能转头寻找。13～16 个月婴儿可寻找来自上面的 25～30dB 的声源，接近 24 个月婴儿能够寻找侧面、下上、前后等视野以外的声源。

（2）言语发育：哭，是刚出生的新生儿第一次发声。在一个月内哭声是婴儿主要的发音。一个月后哭声有了分化，从哭声中传递了不同的信息，饥饿、不适、疼痛时婴儿都是以哭声来表达。2 个月发出"啊""呜"声，5～6 月婴儿开始发出"ma ma""ba ba"，但是没有意义。随后会出现更多的辅音与元音的组合声。8～9 月能够模仿发音。1 岁时看见妈妈会说 ma ma，1 岁以后能用单词表达自己的愿望，1 岁 6 个月会用双词句表达自己的意图，如：妈妈抱。2 岁时会用代词，你、我。3 岁时小儿说的话70%～80% 可被听懂。言语学家们经过多年的研究实践发现，婴幼儿的言语发育受到后天所处的环境以及所获得的听觉经验的影响，故为婴幼儿创造良好的言语发育的环境是促进言语正常发育的必要条件。

56 小儿耳聋常见原因

小儿耳聋可分为先天性耳聋和后天性耳聋，先天性耳聋发生于孕期、产时和产后数日内。先天性耳聋约50%为遗传因素所引起。后天性耳聋则因感染、创伤等因素造成。

（1）遗传因素：先天性耳聋的患儿多数在出生时就有双侧耳聋，程度较重。有些人除耳聋外还伴有身体其他系统的异常，临床上称为综合征或一些特殊的疾病。当儿童保健医生看到下述一些部位的异常就要考虑儿童的听力是否有问题。这些部位的改变是：特殊面容、白头发、耳畸形、双眼或一眼呈半透明的蓝色、鼻根部宽大、甲状腺肿。

其他还可伴有脊柱畸形、心脏畸形、智力低下等。

（2）孕期及产时产后因素：母亲在孕期感染风疹病毒、巨细胞病毒、单纯疱疹病毒、感染弓形虫、梅毒；母亲用药、有早产、先兆流产，接触放射性物质；新生儿窒息、高胆红素血症。这些因素可使胎儿内耳发生畸形、听神经、听中枢损害。

（3）感染因素：一些传染病如流行性脑脊髓膜炎、流行性腮腺炎。

（4）外伤：头颅损伤、颞骨骨折会使内耳结构受损，引起听力障碍。

（5）耳部炎症：中耳炎。慢性中耳炎迁延不愈可致听力损害。

（6）药毒性因素：详见 59 节。

57　听力损失高危因素

听力损失高危因素是指对听力损失具有高度危险的因素。新生儿听力损失高危因素包括：

（1）新生儿重症监护病房（NICU）住院超过5 天。

（2）儿童期永久性听力障碍家族史。

（3）巨细胞病毒、风疹病毒、疱疹病毒、梅毒或弓形虫等引起的宫内感染。

（4）颅面形态畸形，包括耳郭和耳道畸形等。

（5）出生体重低于 1500 克。

（6）高胆红素血症达到换血要求。

（7）病毒性或细菌性脑膜炎。

（8）新生儿窒息（Apgar 评分 1 分钟 0~4 分或 5 分钟 0~6 分）。

（9）早产儿呼吸窘迫综合征。

（10）机械通气超过 48 小时。

（11）母亲孕期曾使用过耳毒性药物或袢利尿剂、或滥用药物或酒精。

（12）临床上存在或怀疑有与听力障碍有关的综合

征或遗传病。

58　不同年龄的筛查方法及筛查结果的判定

对儿童进行听力筛查根据筛查时间可选择不同的方法。正常出生新生儿采用耳声发射的方法实行两阶段筛查：出生后 48 小时至出院前完成初筛，未通过者及漏筛者于 42 天内均应进行双耳复筛。新生儿重症监护病房（NICU）婴儿出院前进行自动听性脑干反应（AABR）筛查。分别叙述如下：

（1）**耳声发射方法**：耳声发射系一种产生于耳蜗，经听骨链及鼓膜传到释放入外耳道的音频能量。耳声发射以机械振动的形式起源于耳蜗，目前认为这种振动能量来自外毛细胞，其活动使基底膜发生各种形式的振动。这种振动在内耳淋巴中以压力变化的形式传导，并通过卵圆窗推动听骨链及鼓膜振动，并引起外耳道内空气的振动，实际上是声音传入内耳的逆过程。

正常听力者一般短暂声刺激均可产生耳声发射。耳声发射分自发和诱发两种。诱发耳声发射有四中，临床常用瞬态声诱发耳声发射和畸变产物耳声发射两种。

测试操作方法：

1）做好测试前准备：该项检查对环境噪声要求较高，环境噪声≤45dB（A），探头要保持清洁，探头如有阻塞将直接影响测试结果。清洁外耳道。

2）让受试儿处于放松状态，使其安静，保持平静呼吸，避免鼾声，不要活动，不要做吞咽动作。

3）确保探头在耳道内耦合正确：测试前要先运行探头检测程序，检测中也要随时观察探头的位置变化，确保测试数据的准确性。（在新生儿测试中要特别注意探头的放入，因新生儿耳道软骨部较软，骨部尚未发育，探头又有一定的重量，探头受重力的作用很易脱出。）

4）严格按技术操作要求，采用筛查型耳声发射仪或自动听性脑干反应仪进行测试。

筛查结果的判定：

筛查结果分为"通过"和"不通过"两种。筛查仪器上分别显示 pass 或 refer。新生儿期听力筛查通过者，进入0~6岁儿童保健系统管理，在健康检查的同时进行耳及听力保健。具有听力损失高危因素的新生儿，即使通过听力筛查仍应当在3年内每年至少随访1次，在随访过程中怀疑有听力损失时，应当及时到听力障碍诊治机构就诊。

听力筛查未通过者有几种情况：

1）初筛未通过者需进行复筛，复筛仍未通过者应当在出生后3个月龄内转诊至省级卫生行政部门指定的听力障碍诊治机构接受进一步诊断。

2）新生儿重症监护病房（NICU）婴儿筛查未通过

者直接转诊至听力障碍诊治机构。

影响因素：

1）筛查时机的选择，生后第 1 天，由于新生儿外耳道胎脂、分泌物和（或）中耳腔内羊水尚未被吸收，使一些新生儿不能通过测试。

2）测试环境：环境中噪声大会使测试无法进行，或得出错误的结论。

3）操作人员的熟练程度。

4）受试新生儿在哺乳时、喘息时的噪声过大。

5）仅用此方法不能筛查听神经病或中枢聋的患儿。

（2）行为测听方法：行为测听是通过观察被试者受到声音刺激后所引起的听觉行为反应来判断测听结果的一种方法。目前儿童保健系统运用听觉行为观察法（表1）或便携式听觉评估表（表2）进行听力筛查。听力筛查设备应定期经国家认可的计量部门标定。听觉评估仪技术指标：声音种类为纯音、啭音；频率范围为0.5、1.0、2.0、4.0kHz；声音强度为插入耳机 25 ~ 100dBHL；声场测听扬声器的强度为20 ~ 90dB SPL／HL，每5dB 一档。

具体操作及结果判定

1）新生儿：主要观察听性反射。小儿取平卧位，测试者在相对安静的房间内，在小儿浅睡眠或清醒状态下检查，避开小儿的视线，根据所标定的筛查工具或仪器所要求的距离，分别左、右耳给予声音刺激，观察小儿的听性反射。如果没有反应，间隔一分钟重复一次。两次中有一次有反应即为通过。新生儿可选择一个频率。

附：几种听性反射

Moro反射：是一种明显的惊跳反射。表现全身抖动、两手握拳、前臂急速屈曲。

听睑反射：表现为睑肌收缩。

觉醒（睁眼）反射：婴儿欲睡时，听到声音后会睁眼或将半闭的眼睁大。

吸吮变化：听到声音小儿嘴呈吸吮状或在婴儿吸吮时给声音婴儿停止吸吮。

活动停止：当小儿活动或哭闹时听到声音后立即停止。

皱眉动作：听到声音后皱眉或皱睑。

呼吸变化：听到声音，呼吸加速或屏住呼吸。

2）婴幼儿：主要观察听觉反应。婴儿可由母亲抱在怀里或抱坐在膝上，有条件的地方可将婴儿安置于能相对固定的婴儿椅中（以免听到声音母亲身体的轻微动作影响婴儿应有的反应）。测试者如果为1人，则一手拿玩具吸引小儿，另一手避开小儿的视线。根据筛查工具或仪器要求的距离分别左、右耳给予声音刺激，听见声音后，婴儿眼睛或头转向声源。两次中有一次反应即为通过。

3）2.5~6岁儿童

采用游戏测听方法，此种方法是让受试儿参与一个游戏，教会孩子对刺激声做出明确可靠的反应。在开始测试前需要向小儿说明测试整个过程，以争取小儿的配合。具体方法：测试者于测试前向儿童说明测试方法，并示范，请儿童听见声音后举手示意或做听声移物游戏。1名人员在儿童身后距耳一定距离（根据工具要求），按3个频率分别左右耳给予声音刺激。每个频率给声后如无反应，间隔30秒，每个频率测试3次，其中2次有反应即为通过。在大量人群筛查时可每个频率测试2次，其中有1次有反应即为通过。

6、12、24 和 36 月龄为儿童听力筛查的重点年龄，下面列出筛查采用的测试音强度、频率及阳性指标

表1　0~3 岁儿童听觉观察法听力筛查阳性指标

月龄	听觉行为反应
6 月龄	不会寻找声源
12 月龄	对近旁的呼唤无反应
	不能发单音字词音
24 月龄	不能按照成人的指令完成相关动作
	不能模仿成人说话（不看口型）或说话别人听不懂
36 月龄	吐字不清或不会说话
	总要求别人重复讲话
	经常用手势表示主观愿望

表2 0~6岁儿童听觉评估仪听力筛查阳性
指标［室内本底噪声≤45dB（A）］

月龄	测试音强度	测试音频率	筛查阳性结果
12月龄	60（dB SPL，声场）	2kHz（啭音）	无听觉反应
24月龄	55（dB SPL，声场）	2、4kHz（啭音）	任一频率无听觉反应
3~6岁	45（dB HL，耳机或声场）	1、2、4kHz（纯音）	任一频率无听觉反应

附：孙喜斌等人建议的正常参考值

表3 1岁及以下儿童在安静房间建议听力
筛查正常值（单位：dB SPL)

月龄	频率1kHz	频率2kHz	频率4kHz
0~3个月	70~85	70~85	65~80
4~6个月	55~60	50~60	55~60
7~11个月	50	50~60	50~55

此外，有条件的社区卫生服务中心和乡镇卫生院，可采用筛查型耳声发射仪，进行听力筛查。

影响因素

1）儿童自身状况：有些智力发育有问题的儿童听觉反应表现差，不能认为是听力的问题。

2）环境因素：操作时应在安静房间，噪声≤45 dB（A）。应关闭门窗，如在家庭中应关闭电视机，音响等设备。为了避免儿童从镜子反射中看见筛查人员给声情况，操作房间周围墙壁不安置镜子。如果环境噪声相对大，测试声源的强度需适当提高。

3）筛查人员自身经验。有些儿童理解力相对差一些，测试时可能不通过。筛查人员要隔几个小时，重新给儿童示范、讲解，使其完全理解测试全过程后，再次测试。

4）仪器本身：对于测试仪器保管不当，误操作均会影响结果的判定。

59　预防药物性耳聋

药物中毒性耳聋，也称药毒性耳聋，是由于全身或局部使用某些药物或化学制剂所引起的位听神经系统的中毒性损害。

（1）能引起耳聋的药物：根据我国卫生部编制的《常用耳毒性药物》一书，将能引起药物中毒性耳聋的药物归纳如下：

1）抗生素：①氨基苷类抗生素：链霉素、庆大霉素、卡那霉素、丁胺卡那霉素、新霉素、妥布霉素、西索霉素、奈替霉素、小诺霉素、核糖霉素。②大环内酯类：乳糖红霉素。③酰胺醇类：氯霉素。④四环素类。

⑤其他：盐酸万古霉素、多黏菌素

2）抗肿瘤药：顺铂、环硫铂、长春新碱、氮芥、博莱霉素、盐酸丙卡巴肼。

3）解热镇痛抗炎药：阿司匹林、吲哚美辛。

4）抗疟药：磷酸氯奎、奎宁、乙胺嘧啶。

5）利尿剂：呋塞米、布美他尼、依他尼酸。

（2）发生药物性耳聋的原因

1）母亲在孕期使用氨基苷类抗生素、奎宁、水杨酸等，可通过胎盘屏障影响胎儿听觉器官的胚胎发育过程。

2）个体的易感性，这种易感性有家族遗传性，如母亲细胞线粒体中某个基因位点携带有对氨基苷类抗生素敏感的基因，则会遗传给子女，这样的子女即使是小计量、正常途径给药也可能出现严重的听力损害。

3）婴幼儿肾排泄功能尚未成熟，容易蓄积中毒。

4）一些医务人员对耳毒性药物的适应证及不良反应缺乏深入的了解。

（3）造成听损害的机制

1）损害内耳耳蜗毛细胞功能。氨基糖苷类抗生素药物在内耳淋巴液中浓度高于其他组织 670 倍，其中半衰期较血清中长 15 倍，引起内耳毛细胞损害。

2）损害血管纹、耳蜗神经节细胞及蜗神经。

（4）表现：发生于用药数日或停药数周甚至一年后，出现耳鸣、耳聋、眩晕、平衡失调、头痛、恶心。

（5）预防要点

1）用药前应了解患儿药物过敏情况

2）医生要尽量避免使用耳毒性药物，严格掌握适应证，病情需要必须使用时可在药物血浓度监测下使用，治疗前后应严密观察听力变化，一旦发现药物性耳聋的征象，立即停药。

60　识别听神经病

随着新生儿听力普遍筛查的开展，耳声发射仪器的应用，有一种特殊的听觉损害类型逐渐被人们认识，它就是听神经病。

（1）起病年龄及表现：大多数在3岁以前，青春期前后出现症状，30岁以后较少发病，女性多于男性。婴幼儿表现为对声音反应差，常以说话晚来就诊。青春期前后发病者则表现为双耳渐进性听力下降，尤其在嘈杂环境中辨音不清，对言语的理解力下降，交流障碍，给予佩戴助听器效果差或无效。

（2）听力学检测：耳声发射检查通过，听性脑干诱发电位、镫骨肌反射均消失或严重异常。

（3）病因及发病机制：目前病因及发病机制尚不清楚，婴儿期高胆红素血症是最常见的高危因素，缺氧、先天感染、早产、脑瘫也与听神经病有关。

由于目前国内开展新生儿听力普遍筛查，使用的筛查仪器多为耳声发射（瞬态诱发或畸变产物）一种，而听神经病耳声发射检测通过，故仅用耳声发射一种仪器检测不能识别听神经病，关于这种情况筛查人员必须向监护人说明。同时由于筛查仪器的局限性使得日前的筛查方法需要完善，建议对于具有听力损失高危因素的新生儿采用耳声发射与自动脑干诱发电位测听联合进行筛查，以筛选出听神经病的患儿。对在新生儿期通过听力筛查的婴儿，如果出现对声音反应差，言语发育延迟的情况，就应立即进行听性脑干诱发电位等一系列听力学检测，以明确诊断。

61 预防噪声性耳聋

由于长期遭受噪声影响，使人的耳蜗毛细胞受到损伤，就会发生缓慢的进行性的感音性耳聋，称之为噪声性耳聋。噪声性耳聋是一种不可逆但可以预防的一种听力损失。认识噪声性耳聋，并自觉做好防护工作是非常必要的。

（1）表现：噪声性耳聋开始可表现出一种现象：听声音必须要比正常人提高声音的强度才能听到，脱离噪声环境一段时间后听力又恢复到正常，有的人还有耳鸣，这些都是早期听力损害的信号。在进行听力学检查时，表现为在4000Hz高频处听力下降。由于平时人们说话时的语言频率范围是在500～3000Hz，而噪声性耳聋听力下降是在语言范围之外,因此在一般谈话时并不会发现听力减退,只有通过听力计检测才会发现。随着听力损害时间不断增长,听力损害的频率从4000Hz高频处逐渐发展到语言频率范围内,患者才感到听力减退。

(2)噪声来源及影响因素:在日常生活环境中,机械化活动的增加及娱乐活动的不断丰富,各种机械发出的声音,如建筑工地搅拌机的隆隆声,高音量的音乐,都使环境中的噪声增加。现在城市中的各种噪声已成为一种公害,威胁着人们的健康。通过研究知道,噪声性耳聋的发生与噪声的强度、频率、暴露于噪声的时间及个体对噪声的敏感性有关,噪声的强度越强、频率越高、暴露于噪声环境时间越长加之个体敏感均会加重听损伤的程度。

(3)预防噪声性耳聋

1)控制噪声声源:对环境中的噪声要有一定的环境卫生标准。我国对一些噪声的控制制订了标准,对机场周围、铁路区界、城市环境、工业企业厂界噪声都有标准,尤其对托儿所、幼儿园建筑设计规范中对音体活动室、寝室、隔离室等房间的室内噪声要求有明确的规定。

2)减少噪声的水平:使用一些隔声、吸声材料如铺地毯、在墙壁、屋顶装饰吸声材料等减少噪声,看电视、听耳机要减低音量。

3）远离噪声：在节假日燃放烟花爆竹时要离得远一些，平时为小儿选择发声玩具时要选择不超过日常说话声音量为宜。

4）防护设备：可戴防护耳塞。

第四章

儿童口腔保健

63 口腔的生理功能

口腔是由唇、颊、腭、口底、牙齿、颌骨、舌等共同组成。口腔颌面部有三对大涎腺，即腮腺、颌下腺和舌下腺，它们的导管开口于口腔，涎腺分泌的唾液通过导管流入口腔。口腔中的牙齿排列成弓形，称为牙列，牙列将口腔分为口腔前庭和固有口腔两部分：口腔前庭是牙列与唇颊之间的空隙部分，在上颌第二磨牙相对应的颊黏膜处，可以见到一个乳头状的突起，为腮腺导管口的开口。口腔前庭通过最后一颗磨牙的后方与固有口腔相通，如果由于颌面部的疾病引起牙关紧闭时，这里可以成为进食的通道；牙列内侧向后到咽部，构成口腔的主要部分固有口腔，舌位于其中，在口底的正中可见舌系带，舌系带两旁有各有一个乳头状突起，称为舌下肉阜，为舌下腺和颌下腺导管的共同开口。口腔的主要功能包括咀嚼、消化、味觉、吞咽、感觉、辅助语言和呼吸等。口腔是消化道的起始，人体所需要的所有营养都是从这里摄入的。食物进入口腔后，首先经过牙齿的咀嚼成碎块，唾液腺分泌的唾液混入食物，使食物成团、软化更易于吞咽，同时唾液中的淀粉酶有助于食物初步消化。舌不但运动灵活，可辅助语言和吞咽，舌黏膜上的味蕾还可以使我们充分感受食物的丰富味道，增加食欲。口腔黏膜还具有冷、热、痛、触等感觉。口腔健康是全身健康的一部分，口腔的功能发生紊乱时，会直接或间接影响全身健康。

64　牙齿和牙周组织各部分的特点和生理功能

（1）牙齿的组织结构和生理特点：牙齿从外观形态上看由牙冠、牙根和牙颈部三部分组成，暴露在口腔的部分称为牙冠，是发挥咀嚼功能的主要部分；埋伏固定在牙槽骨内的部分称为牙根，牙根的末端有个小孔，叫做根尖孔，血管、神经淋巴等通过根尖孔进入牙齿；牙冠和牙根交界的部分叫牙颈部。

从牙齿的剖面看，牙齿的外壁由牙釉质、牙本质、牙骨质三种不同的硬组织构成。中央是一个和牙齿外形相似的空腔，叫牙髓腔，容纳牙髓组织。

牙釉质覆盖在牙冠的最外层，是人体中钙化程度最高、最坚硬的组织，非常耐磨，牙齿能够承受人的一生几十年的咀嚼磨耗，牙釉质起到了主要作用。但是它也有弱点，一是脆性大，吃饭时不小心咬到一粒沙子，就可能部分崩掉；二是容易受到酸的腐蚀，当牙齿表面有牙菌斑时，菌斑中的细菌和食物中的糖作用产酸，就会腐蚀牙釉质出现龋洞。牙釉质内没有神经，因此，当龋齿仅仅发生在牙釉质时，我们不会感觉到疼痛。

牙本质形成牙齿的大致外形，构成牙齿的主体，颜色呈淡黄色，其硬度仅次于牙釉质，有很多牙本质小管贯穿全层，牙髓神经也可以通这些小管从牙髓腔伸入到牙本质内，所以当牙本质暴露或龋齿发展到牙本质层时，受到一些冷、热等刺激后，我们就会感到不同程度的疼痛，龋洞越深，离牙髓越近，疼痛越严重。

牙骨质覆盖在牙根的表面，和骨骼的硬度差不多。主要作用是把牙齿固定在牙槽窝中。

牙髓腔内充满了细胞、血管、神经和淋巴等疏松结缔组织，称为牙髓，是牙齿营养的主要来源，如果牙髓发生坏死或被摘除，牙齿会逐渐变脆和容易折断。牙髓只有痛觉感受器，对外界刺激的反应只有疼痛，缺乏辨别能力和定位能力。

（2）牙周组织的组织特点及功能：牙周组织包括牙周膜、牙槽骨和牙龈。

1）牙周膜是包绕在牙根周围的纤维结缔组织，连接牙槽骨和牙齿，主要功能包括：①支持功能。牙周膜纤维将牙齿固定在牙槽窝内，同时对牙齿承受的各种咀嚼力起到调节和缓冲作用。②感觉功能。牙周膜有灵敏的触觉感受器，可以感受咀嚼压力、牙齿移动和各种刺激等。③营养功能。牙周膜内丰富的血管可以对牙周膜本身、牙槽骨和牙骨质等提供营养。④组织形成功能。牙齿受到一定刺激时，牙周膜内的成纤维细胞可以形成牙槽骨和牙骨质。

2）牙槽骨是颌骨包围牙根的部分，容纳牙根的窝称为牙槽窝，突起的部分称为牙槽嵴。牙槽骨具有可变性，随着功能的改变可以不断的新生和吸收。当牙齿发育时，牙槽骨嵴逐渐形成；牙齿脱落后，牙槽骨又慢慢萎缩和吸收；局部发生炎症时，牙槽骨吸收，炎症消失后还可以修复。

3）牙龈是覆盖在牙槽嵴和牙颈部的口腔黏膜，粉红色，健康的龈乳头充满牙间隙，对牙齿有一定的保护作用，抵抗咀嚼时的压力和各种刺激。

65　乳牙与恒牙的萌出和替换规律

人类是二生齿类，一生中有两副牙列，即乳牙列和恒牙列。牙齿的生长发育大体分为生长期、钙化期和萌出期，是一个长期而复杂的过程，牙齿在颌骨内大部分发育完成时开始萌出。乳牙和恒牙的萌出通常具有比较恒定的时间并按一定的顺序，下颌牙略先于上颌同名牙萌出，左右对称牙几乎同时萌出。

（1）乳牙：是幼儿和儿童期的重要咀嚼器官，婴儿从大约 6 个月开始萌出第一颗乳牙，到两岁半左右全部 20 颗乳牙萌出。从中线向两侧分上下、左右各五颗乳牙，分别命名为乳中切牙、乳侧切牙、乳尖牙、第一乳磨牙、第二乳磨牙。乳牙萌出的大致时间和顺序是：

乳中切牙　　　　6 ~ 8 月

乳侧切牙　　　　8 ~ 10 月

第一乳磨牙　　　12 ~ 14 月

乳尖牙　　　　　16 ~ 18 月

第二乳磨牙　　　22 ~ 28 月

（2）恒牙：孩子 6 岁左右第一颗恒牙开始萌出，接着乳牙逐渐被恒牙替换，恒牙的替换也是左右对称、先下后上，到 12 ~ 14 岁乳牙被全部替换，恒牙共有 28 ~ 32 颗，恒牙是伴随人一生的牙齿。恒牙萌出的大致时间和顺序是：

第一恒磨牙　6 ~ 7 岁　在第二乳磨牙的远中萌出，不替换任何乳牙。

恒中切牙　　7 ~ 8 岁　替换乳中切牙

恒侧切牙　　8 ~ 9 岁　替换乳侧切牙

下颌恒尖牙　9 ~ 10 岁　替换下颌乳尖牙

第一双尖牙　10 ~ 11 岁　替换第一乳磨牙

第二双尖牙　11 ~ 12 岁　替换第二乳磨牙

上颌恒尖牙　11 ~ 12 岁　替换上颌乳尖牙

第二恒磨牙　　12 ~ 14 岁　在第一恒磨牙的远中萌出

第三恒磨牙　17～21岁　也称为智齿，萌出时间差异较大，有的人会先天缺失。

66　儿童口腔保健应开始于胎儿期

母亲怀孕期间的健康状况和营养摄取对胎儿的生长发育至关重要。口腔颌面部的发育开始于胚胎发育第三周，到胚胎第三、四个月，胎儿的颅面部发育基本成形。乳牙的发生是从胚胎第二个月开始，恒牙胚是在胚胎第四个月时开始发生，乳牙和恒牙的发育从胎儿期一直持续到婴儿出生后还在继续进行，这期间孕妇如出现严重的妊娠呕吐、偏食、缺钙、滥用药物或患有全身性疾病等，都会影响到口腔和牙齿的发育。因此儿童口腔保健应该从胎儿期开始。

在孕期除了为孕妇自身的健康和胎儿的生长发育，需摄取足够的蛋白质、脂肪和碳水化合物等营养外，还应注意摄取足够的钙、磷和维生素A、D，以及矿物质和微量元素，这些有利于胎儿牙齿的钙化完善和增强牙齿萌出后的抗龋能力。

孕妇应特别注意预防各种感染，如风疹、流感、麻疹、乙型肝炎、单纯疱疹、HIV感染梅毒及淋病等。有些药物可以通过胎盘进入胎儿的血液中，影响胎儿的发育，甚至导致胎儿畸形。因此，应尽量避免使用各种镇静、安眠的药物，谨慎使用可能导致面部发育畸形和牙齿发育异常的抗生素等药物。由于胎儿对射线比较敏感，孕妇应尽量避免接受 X 线照射。

此外，孕妇还应建立良好的生活习惯，保持健康的精神状态，摈弃吸烟、酗酒等不良嗜好。

67 孕妇的自我口腔保健与胎儿保健

孕妇除了要关注胎儿的口腔颌面部及牙齿的健康发育外，同时不能忽视自身的口腔保健。孕期最常见的口腔疾病是龋病、牙龈炎和牙周疾病。

妊娠期间母体处于一种特殊的生理状态，由于内分泌的改变、情绪的不稳定、摄取食物的次数增多、妊娠反应所致口腔 pH 值降低及忽视口腔卫生等原因，在妊娠后半期有龋患率增高的趋势，还有大约50%左右的孕妇出现妊娠性牙龈炎。如果口腔卫生良好，没有局部刺激物的存在，妊娠本身并不会增加牙齿对龋病的易感性和引起牙龈炎症。

妊娠性牙龈炎表现为牙龈红肿，刷牙时牙龈易出血，通常在妊娠 2~3 月及分娩前最严重，分娩后 2 个月左右消退。但如果妊娠前已有牙龈炎或牙周炎，则妊娠可使其加重，严重的牙周炎，可出现牙齿脱落。而且如果局部刺激因素没有去除，分娩后牙龈也不能恢复正常。

孕妇的口腔护理包括：①保持口腔清洁，坚持早晚及餐后认真刷牙，建立良好的口腔卫生习惯。②合理营养，平衡膳食。③定期进行口腔检查，尽早去除局部刺激物如牙石、软垢等，做好口腔卫生保健。发现龋齿和牙周疾病，根据情况选择适当的时机进行治疗。妊娠前3个月容易发生流产，因此4～6个月时比较适合口腔疾病的治疗。对于龋洞要及时充填。对于妊娠性牙龈炎，可实施牙周洁治术、刮治术和局部用药。治疗时应动作轻柔，避免疼痛刺激。

67　新生儿"马牙"

上皮珠，俗称为"马牙"。有些新生儿的牙床或上腭会出现白色的米粒样或珍珠样的瘤状物，突出于黏膜，表面光滑，数目多少不一，常常是在婴儿啼哭时被家长发现，以为是要长牙齿。其实它们并不是真正的牙齿，而是在牙胚发育过程中由牙板上皮剩余增殖形成的角化上皮团。大约在胚胎发育第六周时，口腔黏膜上皮细胞开始增殖变厚形成牙板，在牙板上细胞继续增生，每隔一定距离形成一个突起的牙蕾，这些牙蕾继续发育成为牙胚，当牙胚发育到一定阶段时，牙胚之间的牙板断离，断离的牙板一部分被吸收，也有少部分逐渐增生成角化上皮团，被排到牙床表面自行脱落消失。这是一种正常的生理现象，一般对孩子也没有什么影响，不需作任何处理。有的家长自己随便用针挑或用毛巾擦是非常危险的。因为婴儿口腔黏膜非常薄嫩，抵抗力也较低，细菌可以通过黏膜损伤处感染，引起颌骨骨髓炎，不仅出现高热、面部肿胀，而且可能导致败血症危及生命，后果是很严重的。

68   小婴儿刚出生就长出牙的处理

通常婴儿是 6 个月左右才会长牙，可是有的新生儿出生时口腔中已经有牙萌出，这种过早萌出的乳牙称为诞生牙。也有的婴儿出生后不久就开始出牙，这种牙称为新生期牙。

乳牙过早萌出的原因目前还不是很清楚，有一种观点认为是由于该乳牙胚的位置异常，离口腔黏膜过近所致；也有人认为是牙胚周围牙囊太薄造成的；还有人认为与种族特性有关。

早萌的乳牙多见于下颌乳中切牙的部位，也就是下颌牙床的前部，偶尔发生于乳尖牙处。早萌的牙齿可以是正常的乳牙，也可能是多生牙。如果是多生牙，其下方正常的乳牙胚，以后还可以正常萌出。大多数早萌牙牙根尚未发育，或发育很少，仅仅附着在牙床上，并不牢固。遇到松动明显的早萌牙，无论是否多生牙，都应尽早拔除，因为一个很轻的外力就可能使早萌牙脱落，一旦误吸入气管会有危险。如果牙齿无明显松动，可考虑保留牙齿。但有时位于下切牙部位的早萌牙的切缘比较锐利，如果恰巧婴儿舌系带又较短，婴儿吸吮乳头时的反复摩擦，会引起舌系带的创伤性溃疡。此时，一方面可以通过改变喂养方式，用勺喂养，以减少对舌系带的摩擦，同时还应该做舌系带延长术；此外还可以调磨牙齿锐利的切缘，避免在哺乳时咬伤母亲的乳头。过早萌出的尖牙，常常导致对颌黏膜的创伤性溃疡，需调磨牙尖，必要时拔除。

69　　婴儿"鹅口疮"

鹅口疮，是由一种叫做白色念珠菌的真菌感染所引起的，医学上称为急性假膜型念珠菌口炎。多发于婴幼儿和体弱多病的人。

白色念珠菌广泛存在于自然界中，正常人的口腔、肠道、皮肤和阴道等部位也存在白色念珠菌，但一般情况下不会致病。因为人类血清中含有抗真菌因子，可以抑制白色念珠菌的生长。新生儿和小婴儿的血清内抗真菌因子水平低于成人，因此容易受到感染。妊娠期间的妇女阴道中白色念珠菌数量明显增高，新生儿通常是在分娩过程中，感染母亲阴道内的念珠菌而发病，也有时是接触被白念珠菌污染的生活用具而患病。如果身体有某些免疫缺陷、滥用或长期广谱抗生素和肾上腺皮质激素导致体内菌群失调时，也会致病。

新生婴幼儿感染白色念珠菌时，一般全身症状不明显，有时出现轻度发热，烦躁不安，哭闹，不爱吃东西，但多数并不影响哺乳。发病初期，口腔黏膜充血、水肿，随后表面出现散在的白色凝乳样的斑点，稍微突出黏膜表面，不能被擦掉，如果强行剥去，创面会渗血。在没有得到及时治疗时，白色斑点会很快扩大、融合并蔓延整个舌背，唇、颊、腭黏膜，波及咽喉部，可出现声音嘶哑，少数严重者可引起念珠菌性食管炎和肺炎。较大的体弱儿童感染白色念珠菌时，常常局限在口腔的某一部位，如口角。表现为双侧口角湿白糜烂，特别是在寒冷干燥的季节，常常由于口角干裂而继发念珠菌的感染。

口腔白色念珠菌感染以局部治疗为主。主要是应用碱性药物进行局部处理，因为碱性环境可抑制白色念珠菌的生长繁殖。常用的药物有：制霉菌素鱼肝油混悬液，1%～2%碳酸氢钠液等。制霉菌素治疗念珠菌感染有特效。用消毒棉签蘸药液涂于患处。需要注意的是，鹅口疮很容易复发，表面白色凝乳样斑点消失后，应再持续用药1～2周巩固疗效。同时哺乳的母亲要经常清洁自己的乳头，奶瓶及婴儿用过的其他物品要经常清洗或消毒。另外，治疗时要停用抗生素，如果因患有其他重病不能停用抗生素时，需听从医生的建议。

70   "地图舌"

游走性舌炎又称为地图舌。可发生于任何年龄，多见于体质虚弱的儿童，其特点是在舌背黏膜出现剥脱样改变，而且经常变换大小、形状和位置，具有游走的特性。

关于地图舌发生的原因目前还不明确。一般认为与胃肠功能紊乱、营养障碍、精神紧张、情绪波动、牙源性病灶或非牙源性病灶等有关。

地图舌的主要临床表现是：在舌背表面突然出现部分丝状乳头剥脱，呈现圆形、椭圆形或不规则形的红色光滑区，菌状乳头没有变化，光滑区周围的丝状舌乳头则角化增生形成稍隆起的黄白色边缘，因此在正常黏膜与剥脱区黏膜间形成清楚的边界，状似地图。由于丝状舌乳头可以边剥脱边修复，故剥脱区的大小、形状和部位经常变化。舌尖、舌缘和舌背前部是好发区。剥脱区有时是一片，有时是多个剥脱区同时存在，甚至相互融合波及整个舌背。

患者一般没有明显的自觉症状，也不会出现像溃疡那样的疼痛，剥脱区较大时对酸、辣等刺激性的食物稍有敏感，可有轻度的烧灼感或刺痒感。有部分患儿合并沟纹舌，即在舌背上可见多条较深而弯曲的沟。

地图舌对健康没有什么影响，一般不需特殊治疗。

主要是注意分析与发病有关的因素，消除不良刺激和口腔病灶，注意摄取足够的营养，调节胃肠功能，并保持口腔卫生。对有症状的患儿可局部涂用金霉素鱼肝油，口服 B 族维生素。本病有一定的自限性，剥脱的丝状舌乳头可自行恢复正常，但仍可间歇性发作，有的病程可以长达数年，甚至到成年。但多数患儿在学龄期后逐渐消失。

71　哺乳姿势与婴儿的颌面部发育

在哺乳期，母亲应注意掌握正确的喂养方法，因为喂养姿势关系到婴儿颌面部的生长发育，喂奶姿势不正确，有可能导致牙颌发育畸形。

首先应鼓励母乳喂养，除母乳具有的营养成分最适合婴儿需要，易于消化和吸收等诸多优点外，还是最容易掌握正确姿势的喂养方式。哺乳时，母亲最好坐在有靠背的椅子上，一条腿搭在小凳上稍垫高，斜抱着婴儿，坐在最舒适的位置即可。

采用人工喂养方法时，要特别注意奶瓶的位置不能抬得过高，最好不要让小婴儿仰卧在床上吃奶。可以抱着婴儿半坐位，尽量接近母亲喂养姿势，注意不要使婴儿头部过仰，如果奶瓶过度压迫上颌，处于下颌过度前伸的状态，有可能导致前牙反咬合，也就是俗称的"兜齿"或"地包天"。如果奶瓶过度压迫下颌，又可能影响下颌发育，出现下颌后缩畸形。奶嘴孔的大小也要适当。孔过大则缺少吸吮运动对颌骨和肌肉的功能刺激，过小婴儿容易疲劳，导致营养摄入不足。

72　小婴儿口腔清洁办法

对于乳牙萌出前的小婴儿（0～6月），也不能忽视口腔清洁。在每天晚上喂奶后或睡觉前，母亲应帮助小儿清洁口腔。首先母亲应剪短指甲，将手洗干净，将小婴儿仰卧在床上或斜抱在怀中，用温开水浸湿消毒软纱布，轻轻擦洗小婴儿的口腔黏膜、牙龈和舌，去除附着在这些部位的奶瓣，有些孩子快要长牙时，会烦躁不安，喜欢咬硬东西，局部牙龈可能出现红肿，在清洁口腔的同时也可以对牙龈起到按摩作用和情绪安抚作用。

73　小儿"流口水"的处理

口腔颌面部中有三对较大的涎腺：腮腺、颌下腺及舌下腺，主要功能是分泌唾液，俗称口水。人们在咀嚼食物和闻到食物的香味时，涎腺会反射性的增加唾液分泌。小婴儿初生时，涎腺发育不完善，较少有唾液分泌。3～4个月以后，涎腺逐步发育成熟，同时由于饮食中开始增加淀粉类食物，唾液分泌增多，5～6个月时开始长牙，也会刺激唾液分泌增加。由于小儿口腔小，口底浅，还没有形成吞咽习惯，所以流口水成为小儿较常见的现象，这个时候流口水是一种正常的生理现象，不需特殊处理，只要保持口腔周围清洁，用干净柔软的毛巾轻轻擦拭流出的口水。随着小儿的长大，吞咽功能逐渐健全，学会及时吞咽分泌出的唾液，"流口水"的现象自然会消失。小儿在患感染性口炎时，唾液分泌增多，会出现暂时性"流口水"，炎症治愈后，症状消失。有少数小儿2~3岁后仍流口水应该引起重视，到医院进行检查，排除脑神经发育不全、遗传代谢性疾病等全身性疾病。

74　乳牙开始萌出后的口腔保健

从第一颗乳牙萌出开始，父母就应该注意对孩子的牙齿保护，培养孩子良好的口腔卫生习惯。因为，口腔卫生状况与多种口腔疾病特别是牙龈炎、牙周病和龋病的发生关系密切。

首先要建立良好的喂养习惯，用奶瓶喂过奶或果汁等饮料后，再喂一些白开水清洁口腔。不要让孩子养成含着奶嘴边吃边入睡的习惯，预防奶瓶龋的发生；及时添加辅食，在摄取足够营养的同时，培养婴儿咀嚼能力，使牙颌系统获得正常的生理刺激，为过渡到断乳做准备。保持口腔卫生还有一个最有效、也最简单易行的方法就是刷牙。刷牙可以有效地清洁牙齿。在口腔唾液中有一种叫做糖蛋白的物质可以与口腔中的细菌一起在牙齿表面形成牙菌斑，一些有害细菌会在牙菌斑内不断沉积和繁殖，孩子吃过食物后，食物的残渣会存留在牙缝里、磨牙表面的窝沟内及牙龈边缘，形成软垢。牙菌斑中的细菌一方面与食物残渣中的糖发生分解发酵反应，产生酸性物质，破坏牙齿硬组织，导致龋齿发生；另一方面细菌本身还会产生毒素破坏牙齿周围组织，引起牙龈炎症。这些牙菌斑和软垢不及时清除，唾液中的矿物质会逐渐沉积在上面钙化成坚硬的牙石，这些牙石又进一步刺激牙龈发炎，造成持续性的牙龈组织损伤、红肿和出血。因此，清除软垢、控制牙菌斑的形成对维持牙齿和牙周组织的健康十分重要。刷牙不但能清除牙菌斑、软垢和食物碎屑，还可以按摩牙龈，增进牙龈健康。此外，有条件的家庭，应定期带孩子去医院进行口腔健康检查，由专业人员帮助孩子清洁牙齿。对龋病易感的孩子应该进行牙齿的氟化物涂布，预防龋齿的发生。

75　奶瓶龋的发生原理

　　奶瓶龋，与长期用奶瓶人工喂养有关。奶瓶龋的发生主要有以下原因：①乳牙新萌出时，牙齿表面结构发育还不成熟，容易被腐蚀。②用奶瓶喂养时，婴儿含着奶嘴玩或边吃边入睡，牙齿长时间浸泡在牛奶及果汁等含糖饮料中，与牙齿表面的细菌作用产酸，使牙齿脱矿。③小儿睡眠时间较长，睡眠时唾液分泌减少，口腔自洁作用差。

奶瓶龋主要表现为上颌乳切牙的唇面和邻面出现龋蚀，起初为点状很快波及整个牙冠，进而发展为牙髓炎、根尖脓肿、以至于不得不作根管治疗或拔除。奶瓶龋较少发生于下颌乳前牙，可能与吸吮时下唇的运动，下颌牙齿邻近颌下腺和舌下腺的开口等因素有关，这两种腺体分泌的唾液有清洗牙面的作用。

由于奶瓶龋多发生在 2 岁以内的婴幼儿，年龄较小，龋齿进展快，治疗非常困难，因此，预防它的发生是最重要的。首先母亲怀孕时，饮食要均衡，注意补充蛋白质、矿物质和微量元素，使宝宝的牙齿更坚固；其次是养成良好的喂养习惯，喂奶或饮料后给孩子喂些白开水；认真清洁牙面；定期去医院检查。

76 疱疹性口炎的诊治

疱疹性口炎主要是感染 I 性单纯疱疹病毒所致的一种急性炎症性皮肤黏膜病。好发于冬春季节，临床表现一般为急性病程，多见于 3 岁以下，尤其是 6 个月至 2 岁婴幼儿，这是因为刚婴儿出生时，有来自母体的抗体保护。但是这种来自母亲的抗体一般在 6 个月左右就消失了，2 岁前的婴幼儿体内还没来得及产生新的抗体，所以容易患病。发病时有明显前驱症状，如发热、头痛、疲乏不适、拒食、流口水增多及烦躁不安等；颌下淋巴结肿大、触痛；一般在2~3天后，体温开始逐渐下降，而口腔症状开始加重，全口牙龈充血红肿，呈紫红色，轻触时易出血，口腔黏膜充血，表面出现丛集成簇的针头至米粒大小的透明小水疱，水疱破裂后融合形成糜烂或溃疡面，疼痛明显。有继发感染时溃疡的表面假膜增厚，颜色污秽，还会出现口臭。有时病变还波及口周皮肤，在口角及上下唇皮肤出现红色的斑疹和成簇状小水疱，破裂后干燥结痂，痂皮脱落后可留有暂时的色素沉着。病程一般7~14天。有继发感染时，病程可延长至2~3周。

疱疹性口炎的治疗原则上首先要保证患儿充分休息，多喝水，给予易消化的饮食，足够的营养及维生素；全身抗病毒治疗，可以口服口炎清颗粒剂、抗病毒口服液、板蓝根等；口腔局部可使用消炎、镇痛、干燥、收敛的药物，如涂擦2.5%金霉素鱼肝油、口腔炎喷雾剂喷口等。

77　乳牙易患龋齿原因分析

任何年龄的人都会发生龋齿，但乳牙与恒牙相比，龋患率更高，龋蚀范围更广，进展更快。原因有以下几个方面：①儿童爱吃软质食物，如各类糕点、饼干、糖果及其他零食等，这类食品含糖量高，黏稠性强，粘到牙面上不易清洁，成为细菌繁殖的温床，有的孩子喜欢喝果汁、可乐类饮料，含糖多而且酸度高，给龋齿的发生创造了有利条件。同时儿童摄入的纤维素类食物少，不能通过咀嚼食物时的摩擦作用对牙齿表面进行自动清洁。②乳牙的牙釉质、牙本质都比恒牙薄，矿化程度低，抗酸腐蚀能力差，一旦发生龋蚀，进展很快。③乳牙牙颈部明显缩窄，乳磨牙的牙面窝沟点隙多，相邻牙齿间接触面积大等都容易积存食物，且不易清洁。④孩子很小的时候不能很好地刷牙，有不少家长却习惯在睡前给孩子喝瓶奶或吃东西。加之儿童的睡眠时间长，睡眠时唾液分泌减少，口腔处于相对静止状态，不利于牙齿的清洁，这些都增加了患龋齿的机会。

78　乳牙龋要早治

有不少家长认"乳牙迟早要换，乳牙龋齿不治没有关系。"这种观点是非常错误的。乳牙是婴幼儿的咀嚼器官，咀嚼功能对促进颌骨和牙弓的正常发育非常重要。乳牙出现龋洞，与皮肤伤口不同，不能自行愈合，只有通过人工的方法去除龋坏组织，进行充填治疗，如果不及时治疗可能产生以下不良影响：①影响咀嚼功能。儿童时期的颌骨和面部发育需要咀嚼功能的刺激，乳牙龋坏后，孩子不敢用它咬较硬的食物，咀嚼效能低下，颌骨因失去正常的生理刺激发育不足，从而造成以后恒牙的排列不齐。②影响恒牙发育。由于乳牙龋进展快，不及时治疗很容易向深部发展，引起牙髓炎和牙根尖周围炎症，而恒牙胚正好位于乳牙根尖的下方，恒牙胚如受到感染，发育必然受到影响，或导致形态异常，或使发育停止萌出异常。如果乳牙因严重龋坏而过早脱落或被拔除，邻牙会向缺隙处移位，邻牙正常的接触关系破坏，容易嵌塞食物，使其他牙齿更易发生龋齿；再有乳牙过早缺失，替换它的恒牙尚未萌出，邻牙则逐渐占据部分或全部缺隙，恒牙因没有足够的间隙而错位萌，或埋伏在颌骨中不能萌出，形成排列异常。③影响面部发育。如果单侧乳牙龋坏，往往造成偏侧咀嚼的习惯，致使面部的发育不对称。④对全身健康的影响。牙痛会妨碍儿童进食，影响孩子从食物中摄取足够的营养，直接影响到孩子以后的生长发育。龋齿还可以成为慢性病灶，引起身体其他组织器官的病变，如眼病、肾炎和风湿等。总之，乳牙既是儿童咀嚼器官，同时在引导恒牙萌出，保持牙弓长度，促进颌骨发育和维持正常上下颌间关系中起着重要作用。为了儿童的口腔健康和全身健康，对乳牙龋齿应给予足够的重视。

79　氟化物与龋齿预防

　　氟是维持人体健康不可缺少的微量元素之一。人体中氟的主要来源是饮水、食物和空气。食物或水中氟含量过低，会影响骨骼和牙齿的形成，牙齿易患龋病；在特殊情况下摄入过多的氟也会导致氟中毒，慢性氟中毒早期之一就是氟斑牙。我国除少数地区属高氟区外，大多数地区饮水中氟含量偏低，适量补充氟化物，可以减少龋病的发生。因为氟化物可以抑制致龋菌的生长和阻止细菌在牙面上的黏附；氟离子能与牙釉质中的羟磷灰石发生反应可形成氟磷灰石，增强牙釉质的抗酸能力，降低牙体硬组织的溶解性；氟化物还可以促进牙齿再矿化，有利于新萌出牙齿的"成熟"和牙釉质浅龋的修复。

目前，氟化物防龋主要采用以下方式：①饮用水加氟，世界上有一些国家采用的是饮用水加氟的方法，维持饮水中氟含量在 0.7 ~ 1ppm，是一种比较有效和经济的防龋方式。但由于在我国各地饮用水源不同，各地区的地下水中氟含量差异较大，还有一些地区属高氟区，因此饮水加氟不容易掌控，只有广州地区采用这种方法。②口服氟剂，在医生指导下给婴幼儿食物或饮料中加入氟滴或氟片。③牙面涂氟法，需要在牙科诊室由医生指导进行，常用的有氟保护漆、2% 氟化钠溶液、氟化物凝胶等。④含氟牙膏，使用氟化物牙膏刷牙是在家庭中简便易行的个人预防龋齿的措施。为安全起见，4岁以下的儿童暂不要使用含氟牙膏。

80　儿童口腔卫生习惯的养成（正确的刷牙方法）

　　口腔卫生状况与口腔疾病的发生关系密切。在日常生活中，注重口腔保健，培养孩子良好的口腔卫生习惯十分重要。刷牙、漱口是保持口腔卫生最有效、最简单易行的方法。

　　漱口能够去除食物残渣和部分软垢，暂时减少口腔微生物地数量，但不能清除牙菌斑。刷牙不但能清除牙菌斑、软垢和食物碎屑，还能按摩牙龈，促进牙龈的血液循环，增进牙龈的健康。因此使孩子从小养成进食后漱口，饭后刷牙的良好习惯，可以有效维持口腔健康。但是对儿童来说，有效的刷牙需要正确的方法和家长的监督，随便刷两下或采用错误的刷牙方法，不仅不能刷干净牙齿，反而有可能损害牙齿和牙周组织的健康。那么，什么是正确的刷牙方法呢？

　　小婴儿还不能自己清洁牙齿，需要父母的帮助。方法是：将婴儿放在与母亲齐腰的台面上舒服地躺好，母亲站在孩子的头侧，将消毒软纱布缠在食指上，轻轻地擦拭孩子的牙面，有条件的家长可以购买指套式婴儿专用牙刷，指套的顶端有柔软的刷毛，不会刺激孩子娇嫩的口腔黏膜，使用起来非常方便，让孩子感到很舒适、愉快，使孩子从小就认为清洁牙齿是一件很快乐的事情。

　　2～3岁的孩子，正是喜欢学习和模仿的阶段，孩子对刷牙会感到新鲜有趣，但是不一定会有耐心。家长应趁此机会教给孩子正确的刷牙方法，同时帮助、鼓励和督促他们逐步养成早晚刷牙、饭后漱口的好习惯。有些人刷牙时图省事，简单地将牙刷在牙面上来回横刷，这样不但容易损伤牙龈，而且单一的刷牙动作也很难将牙齿的每个面都刷干净。正确的刷牙基本动作有纵向、横向、旋转和颤动四种方法：刷上牙时，将牙刷的刷毛轻放在牙龈与牙齿的交界处，然后颤动并转动手腕，使刷毛自牙龈顺着牙缝纵向下刷，在同一部位反复数次；刷下牙时则同样的方法从下往上刷，这样可以清除牙缝中的食物残渣和牙菌斑；刷牙齿的咬合面时可作来回横向动作。刷牙时，要将牙齿的里面、外面、前牙及后牙都刷到。只是随便应付刷几下，达不到清洁牙面的目的。因此有人建议采用"三三三"刷牙法，即每天刷3次牙，每次刷3分钟，刷三个牙面。

　　家长应特别注意晚上临睡前的刷牙。因为睡觉时，口腔处于相对静止状态，唾液分泌减少了，对口腔细菌的冲洗作用减弱，细菌繁殖很快，口腔中的食物残渣长时间存留在牙齿表面和牙缝中，成为细菌繁殖的温床，对牙齿和牙周组织的危害最大。因此，晚上临睡前将把牙缝中的食物残渣和细菌刷干净，对预防龋齿和牙周病十分重要。

此外，牙刷的选择也很重要。应选择适合孩子年龄的、符合保健要求的牙刷。保健牙刷的特点：一是刷头小，便于牙刷在口腔中灵活转动。我国规定的保健牙刷标准为幼儿牙刷的刷头长度不超过25毫米，宽度不超过8毫米，毛束不超过3排。二是刷毛柔软有弹性，毛端光滑，既不会损伤牙齿，又可以起到对牙龈的按摩作用。最好选购包装完好并注有保健字样的牙刷。每个人应有自己的专用牙刷和漱口杯，以避免交叉感染。刷牙后应将牙刷彻底冲洗干净，刷头朝上放在漱口杯中，如倒置或放于封闭的套中，容易滋生细菌。当刷毛已经弯曲或分叉时，要及时更换，以防刺伤牙龈。一般牙刷使用2~3月应更换新的。

牙膏只是刷牙的辅助用品，在膏中的一些成分可有助于机械性的清洁牙齿，消除口臭，刷牙后口感清爽、舒适。现在市场上牙膏的种类很多，对儿童来说应使用儿童专业牙膏。4岁以上的孩子可使用含氟牙膏。含氟牙膏不仅能够抑制细菌的生长，而且可以改善牙齿的表面结构，增强牙齿的抗龋能力。年龄在3~4岁以下的儿童不宜使用含氟牙膏，因为他们常常会将牙膏吞入肚内，小孩摄入过量的氟对身体也是有害的。

81　常见牙颌畸形的预防与矫治

在儿童生长发育过程中由各种先天或后天的因素导

致的牙齿、颌骨和颅面的畸形统称为牙颌畸形。表现为牙齿排列不齐、上下牙弓咬殆关系的异常、上下颌骨发育异常及牙颌与颅面的关系不协调等。牙颌畸形对孩子口腔颌面部的发育、口腔功能、容貌美观及全身健康有不同程度的影响和损害。

遗传所致的畸形目前除了用矫正器矫正之外尚无好的方法预防，但是有由少数先天因素及大多数后天因素导致的牙颌畸形是可以通过定期检查，早发现，及时处理而避免或减轻的。

儿童处在不断的生长发育过程中，牙齿、牙列、咬殆、颌系统也在不断变化，利用儿童生长发育的关键期，采用相对简单的方法，尽早消除不良因素的影响，促进颌面部的正常发育。①对乳牙龋病要及时治疗，牙齿龋坏严重时，可能影响牙弓的长度、宽度和高度；乳牙根尖周炎可能影响乳牙根的正常吸收和恒牙胚的发育方向；乳牙过早丧失时应制作缺隙保持器保持牙弓长度，以免发生牙列拥挤。②多生牙、滞留乳牙要及时拔除。③对各种口腔不良习惯，如吮指、吐舌、咬唇、口呼吸、偏侧咀嚼、夜磨牙等习惯及时纠正。

牙颌畸形矫治的最佳年龄要根据孩子的牙颌畸形表现类型和程度来决定。大多数的牙颌畸形如牙齿排列不齐、上颌前突等，最好是待乳牙完全被恒牙替换后，在孩子12～14岁开始矫治。但是也有一些畸形如个别前牙扭转、萌出异常及牙齿反咬合也就是俗称的"地包天"等，应早些开始矫治。特别是发现牙齿出现"地包天"的情况，在患儿配合的情况下应及早矫治。一般在乳牙列阶段，4~5岁的孩子多数可以配合矫治，对防止畸形的加重和促进孩子上颌骨发育和面中部的面形改善是很有益处的，经过这次矫治，多数孩子替牙后牙齿的咬𬌗可以是正常的，但也有少数患儿换牙后，恒牙还会出现反咬𬌗的现象，特别是有遗传因素存在时可能性更大，需要进行第二阶段矫治，严重的甚至需要第三阶段矫治。这需要根据每个孩子的具体情况决定。建议家长在发现孩子的牙齿发育异常时，找专业的正畸医生检查，医生会根据情况决定孩子开始矫治的年龄。

82　"六龄齿"保护要点

第一恒磨牙一般是在孩子6岁左右开始萌出，故通常称为六龄齿。由于它是在乳磨牙的后方萌出，不替换任何的乳牙，常常会被家长误认为乳牙，而忽略对它的保护。由于第一恒磨牙萌出最早，初萌时牙釉质发育尚不成熟，牙齿表面窝沟较多且深，容易积存食物残渣和细菌繁殖，比其他的恒牙更容易发生龋齿。要保护它，首先要注意保持口腔卫生，认真刷牙、漱口，避免发生萌出性牙龈炎或牙周炎，使牙齿顺利萌出；同时还应及时采取保护措施，目前常用的比较有效的方法是窝沟封闭法，用窝沟封闭剂将牙齿表面的窝沟封闭起来，使外部细菌和食物残渣不能够进入窝沟，从而有效预防窝沟龋的发生。但也不是封闭后就万事大吉了，还应该认真刷牙，同时每3~6个月定期去医院检查，如果封闭剂脱落或发生早期龋应及时做相应的处理。

83 乳牙过早缺失的处理原则

正常情况下乳恒牙的替换有一定的规律，乳牙会在一定时间内按一定顺序脱落，并被相应的恒牙替换。但有些原因可能导致乳牙过早缺失，如：因严重的龋病、牙髓病和根尖周炎而过早拔除；乳牙因外伤过早脱落；恒牙异常压迫乳牙根过早吸收脱落；先天性牙齿缺失；全身因素导致乳牙根异常吸收等。乳牙过早缺失后，邻牙会向缺隙侧移动或倾斜，使替换它的恒牙萌出间隙不足，形成牙列拥挤。而且缺隙处可能因为缺乏咀嚼的功能性刺激而影响颌骨的发育。单侧的乳磨牙早失，还可能导致颜面发育不对称。因此，出现乳牙过早缺失，应根据不同情况考虑进行缺隙保持，一般要考虑以下因素：

（1）牙缺失时孩子的年龄。乳牙拔除后6个月左右就可能出现间隙缩窄，所以如果恒牙近期不能萌出时，应及时戴用间隙保持器。

（2）恒牙胚的发育状况。需照X线片了解恒牙胚的发育是否正常，有无缺失、扭转、错位，牙根发育的长度和恒牙表面是否有骨质覆盖等，判断恒牙萌出时间。多数牙齿的牙根需要发育完成 3/4 时才能萌出。如果恒牙胚表面有完整的骨质覆盖，短期内也不会萌出。另外，也有学者发现 7 岁前乳磨牙早失，继承它的恒牙会推迟萌出，而 7 岁后乳磨牙早失，继承恒牙有可能提前萌出。

（3）早失牙的位置。乳前牙早失时，间隙缩窄或消失的情况发生较少，这是由于恒前牙比乳前牙大，为容纳恒牙胚，前牙区颌骨增长明显；乳尖牙早失时，间隙很容易被侧切牙占据，导致恒尖牙因间隙不足而错位萌出；乳磨牙早失时，如果是第一恒磨牙正在萌出，间隙非常容易缩小或消失，导致其继承牙胚萌出困难或错位萌出。

保持间隙的方法主要是制作和戴入缺隙保持器，保持器的种类分为固定式，半固定式和可摘式功能保持器等多种。戴入保持器后一般 3～4 个月复查，检查保持间隙的情况、恒牙胚发育情况、保持器有无变形和破损、是否需要调整和是否需要去除等。

84　牙滞留的原因与处理

乳牙滞留是指乳牙由于各种原因没有按时脱落。常常表现为恒牙从乳牙的唇颊侧和舌腭侧错位萌出，形成双排牙，或者已过换牙年龄，没有恒牙萌出。

常见的原因有：①由于颌骨发育不足，使恒牙胚的位置出现偏斜，对乳牙根没有产生压迫作用，乳牙根不能正常吸收。②恒牙胚先天缺失。③乳牙由于牙髓炎或根尖周炎曾做过根管治疗，牙根不能正常吸收。④较多或全部乳牙滞留的原因目前还不清楚。

处理原则：当恒牙开始萌出，乳牙尚未脱落，应及时拔除滞留乳牙，有利于恒牙顺利萌出。早期拔除滞留乳牙，已经偏斜的恒牙常可以自行调整到正常位置。由于恒牙胚先天缺失所引起的乳牙滞留，因其可以维持很多年，具有一定的咀嚼功能，可以暂不处理，待其自己松动脱落后，再考虑修复。

85　门齿间有缝隙的原因与处理

上颌中切牙俗称门齿，儿童在替牙期间有时会出现上颌中切牙的间隙，不但影响美观，有时也影响发音。

儿童上颌中切牙间隙的主要原因有：①与前牙反𬌗有关的上中切牙间隙在所有因素中占第一位，由于反𬌗限制了上中切牙向前方的发育，同时下颌牙齿对其有一定向内的压力，使得上中切牙远中移位，出现间隙，并导致侧切牙腭侧位萌出或尖牙的唇向萌出，故应尽早开始矫正前牙反𬌗。②口腔不良习惯：在儿童发育期间，咬下唇习惯、吮指习惯、口呼吸及舌习惯等均可影响牙颌的正常发育，使上前牙唇侧移位形成间隙。矫正间隙的同时，应给予引导并破除不良习惯，包括治疗鼻咽部疾病和制作前庭盾、唇挡、舌刺等矫治器。③多生牙：上中切牙之间可以出现一颗或多颗多生牙，它们或萌出占据正常中切牙的位置，或埋伏在颌骨内出现上中切牙间隙。拔除多生牙后，间隙有一定自行调整的可能，但如果拔除时间过迟，尖牙已经萌出或存在 2 颗以上的多生牙时，则需及时开始正畸治疗。④上唇系带异常：上唇系带粗大和附丽过低与上中切牙间隙的关系，一般认为应在尖牙萌出后，这类患者的矫治防止复发的关键是手术要切除上唇系带的牙间组织。⑤个别前牙缺失及侧切牙过小。常需配合正畸和修复治疗。上中切牙间隙发生的原因是复杂多样的，故需根据不同情况，选择治疗时机和制定治疗计划。

86　多生牙

超过正常数目以外的牙称为多生牙。多生牙的病因目前还不很明确。一种可能是恒牙胚在发育过程中，牙板过度增殖，或牙板断裂时脱落的上皮细胞过度增殖而形成，也有学者认为与遗传因素有关。

多生牙好发在上颌前牙区，可以是一颗或多颗，有时在正常恒牙萌出前先萌出，占据了正常牙齿的位置，导致正常恒牙胚扭转、错位萌出，甚至不能萌出；有时埋伏于颌骨内，甚至进入鼻腔或上颌窦。多生牙的形状不太规则，多数为锥形和结节形，牙根较短，少数与正常牙形态相似，不易分辨。

拍摄 X 片可以确定多生牙的数目和在颌骨内的位置。对已萌出的多生牙，确认有正常恒牙后，应及时拔除，使恒牙能正常萌出；对于埋伏在颌骨内的多生牙，如果不影响正常恒牙胚的发育和萌出，可暂不予处理，定期观察，如果多生牙出现囊性变或影响到正常恒牙胚的发育，需手术去除，手术中要特别主要避免损伤其他正在发育的牙齿。

87　牙釉质发育不全的原因与处理

牙釉质是覆盖在牙冠表面的硬组织，正常情况下是乳白色，有一定的透明度，矿化程度越高，透明度越大。在牙釉质发育和钙化过程中，受到全身的或局部的因素影响，出现不同程度的牙釉质结构异常，称为釉质发育不全。

釉质发育不全主要与下列因素有关：①全身营养缺乏。如钙、磷和维生素 A、维生素 D 和维生素 C 的缺乏，可使造釉细胞和造牙本质细胞形成障碍。②全身感染。乳牙的釉质发育开始于胎儿期。因此，母亲妊娠期间如出现风疹病毒感染会影响乳牙发育；恒牙釉质发育要持续到孩子 7 岁左右，如果在婴幼儿期患各种导致高热的疾病，如肺炎、白喉、猩红热等急性传染病，都可能影响到釉质发育。③遗传。有的釉质发育不全与遗传因素有关，可以看到其家族成员中多人发病情况相同，并同时伴四肢骨骼异常，甚至心脏畸形。④局部因素。乳牙根尖感染和乳牙外伤，可能直接影响其下方正在发育的恒牙胚，造成个别恒牙的釉质发育不全。

釉质发育不全主要表现为牙齿颜色改变和釉质缺损。轻症患儿的牙齿光泽度稍差，牙面上出现不透明的、白垩状或黄褐色斑块，但并无实质的缺损；中度釉质发育不全除牙釉质表面变色外，有点状、沟状缺损，黄褐色色素沉着，牙面出现宽窄不同的横沟或纵沟；重症患儿的牙釉质表面缺损呈蜂窝状。釉质发育不全不仅影响美观，而且抗腐蚀能力差，容易发生龋齿。由于全身因素造成的釉质发育不全，可累及同时期发育的多颗牙，甚至全口牙齿。

釉质发育不全是以前发育障碍的记录，现在再补充维生素和服药都已没有意义。本病最重要的是预防。从母亲孕期到出生后6～7年都要做好保健工作，注意营养、维生素、矿物质摄入，减少疾病发生。如已发生釉质发育不全，应认真刷牙，加强防龋措施，保持口腔卫生。对牙齿缺损可根据临床表现分别治疗，轻者涂氟，用复合树脂材料修复牙齿外形，重者需进行烤瓷冠修复。

88 氟斑牙的原因

氟斑牙，是一种慢性氟中毒的临床表现，是由于儿童在牙齿发育矿化期间摄入过量的氟引起的牙釉质发育不全，大多数情况下是饮用水氟含量过高所致。在我国有不少地区的土壤和地下水中氟含量较高，因此氟斑牙会表现出地方流行性。

氟斑牙一般不会发生在乳牙，因为乳牙的发育矿化在婴儿出生前及哺乳期内已基本完成，只有少量氟可以通过胎盘进入婴儿胎儿体内，母亲乳汁中的氟含量也是少量恒定的。而 7～8 岁之前正是恒牙胚发育矿化的主要阶段，居住在高氟地区的人长期饮用氟含量高的水，必然导致牙齿矿化异常，即使以后搬迁到其他地方，以后萌出的恒牙也一样会成为氟斑牙。

氟斑牙表现为牙齿无光泽，表面呈粉笔样、白垩状或黄褐色斑块，颜色随着严重程度加深，还会出现釉质缺损，这种牙齿耐磨性差，容易发生磨损。不但影响牙齿健康，也严重影响美观，给患儿的心理健康造成不良影响。根本的预防办法是改造水源。轻度的氟斑牙，可以脱色，重症的氟斑牙需要用光敏树脂覆盖或烤瓷冠修复。

89 外伤性牙齿脱落的治疗要点

牙齿受到外力的作用部分或完全脱出牙槽窝，称为牙齿脱位。

部分脱位的牙齿表现为牙齿偏斜、伸长和松动，与对颌牙咬合时疼痛。治疗时应在局部麻醉下复位。注意复位时，用力不宜过大，首先解除根尖锁结，然后向根尖方向压入牙槽窝。复位后换牙需要固定，常用的方法有全牙列拾垫、正畸托槽固定法及牙弓夹板固定法等，固定时间根据牙齿脱位程度而定，一般 2～4 周复查，照 X 片确定愈合情况，必要时延长固定时间。固定期间避免用患牙咬东西，同时注意口腔卫生。

完全脱出的牙齿应尽早实行牙齿再植术，越早再植成功率越高。应争取在 15～30 分钟内完成再植术，超出 2 小时后再植成功率明显降低。牙齿再植术的要点：①牙齿脱落后的保存方法对于再植牙的成功非常重要，最好保存在生理盐水中，放在牛奶中或唾液中也可以，但不要包在干燥的纸或布中。②将牙齿用生理盐水冲洗干净，如果不是特别脏污，不要擦或刮牙齿根面，以免刮去残留的牙周膜，影响牙周组织愈合。③检查牙槽窝有无骨碎片和血凝块，如果脏污用生理盐水清洗。④将牙齿轻压入牙槽窝然后固定，固定时间一般 2～4 周，不超过 6 周。⑤口服抗生素预防感染。⑥牙根已经发育完成的牙齿，一般牙髓活力难以恢复，再植2周后需取出坏死牙髓，实施根管充填术。根尖尚未发育完成的再植牙，术后第一个月应每周复查牙髓状况，以后也需定期复查。

90 唇腭裂的病因与治疗

唇腭裂是口腔颌面部较为常见的先天发育性畸形，在我国1987年出生缺陷检测调查中，唇腭裂患病率是1.8∶1000，男女比例1.5∶1。

唇腭裂主要是由于胚胎发育过程中，形成口腔颌面部的各个胚突的结构融合发生异常，导致不同部位的裂开畸形。如若上颌突与球状突未能融合，可形成唇裂；若前腭突与侧腭突未能融合，则会形成腭裂；融合的程度不同，形成的裂隙大小也不同。导致融合障碍的确切原因目前还不太清楚。但很多研究表明可能与下列因素有关：

（1）遗传因素：在有些唇腭裂患者的直系或旁系亲属中可发现类似畸形，有研究发现大约40%的唇腭裂患者有家族史，属于遗传度较高的多基因遗传病。

（2）营养因素：母亲怀孕期间因偏食或妊娠反应严重造成缺乏维生素A、维生素B_2、叶酸等。有动物实验表面，缺乏这些维生素可以导致唇腭裂。

（3）感染和损伤：不全人工流产或不科学的药物堕

胎造成的损伤，孕妇妊娠初期患病毒感染，病毒通过胎盘进入胎儿体内可能导致唇腭裂畸形。

（4）内分泌的因素：母亲妊娠早期因生理性、精神性及损伤等因素，可刺激体内的肾上腺皮质激素分泌增加，诱发先天畸形。

（5）药物因素：有些化学药物孕妇服用后能通过胎盘进入胚胎，导致畸形发生，如抗癫痫药、安眠药等。

此外，频繁接触放射线或微波，大量吸烟或被动吸烟、酗酒等都可能诱发颌面部发育畸形。

由于唇腭裂患者的软硬组织都存在畸形，可能会出现很多问题，如吸吮功能障碍，由于患儿口鼻相通，无力吸吮母乳或乳汁从鼻孔溢出，增加了喂养困难，在一定程度上影响患儿身体发育；说话鼻音过重，吐字不清及听力下降等；上颌骨发育不良导致面中部凹陷、咬合错乱，严重影响患者的咀嚼功能和面容美观，更容易造成患儿严重的心理障碍。

为预防唇腭裂的发生，母亲怀孕期间应保持心情平和愉快，避免精神紧张和情绪激动；饮食方面注意均衡营养，如果出现严重的妊娠呕吐，应及时补充维生素和矿物质；注意减少对放射线和微波的接触；戒烟酒；还应预防各种病毒感染，一旦患病应尽量避免使用可能导致胎儿畸形的药物。

对于唇腭裂的治疗，过去单纯强调外科手术治疗，效果不太理想。随着医学的发展唇腭裂的多学科协作序列治疗已取得满意效果，包括口腔颌面外科、整形外科、口腔正畸、口腔内科、耳鼻喉科、儿内科、心理学、语音病理学等专业医生组成治疗小组，共同制定序列治疗计划。治疗包括术前正畸治疗、唇裂修复、腭裂修复、术后正畸治疗、牙槽突裂植骨、听力监测、语音训练、心理治疗等，不仅恢复形态、也可行使正常功能。

通常单侧唇裂手术的年龄为 3～6 个月，双侧唇裂手术比单侧唇裂复杂，一般 6～12 个月实施手术。腭裂手术的合适年龄在 8～12 个月，有助于患儿建立正常的发音习惯，获得理想的发音效果。此外，手术年龄还应该考虑患儿的全身健康情况及生长发育情况。患儿发育欠佳，胸腺肥大等应推迟手术年龄。